超声百问百答

心脏分册

总主编 ◎ 梁 萍
主 编 ◎ 谢明星　马春燕　许 迪
　　　　　穆玉明　袁丽君

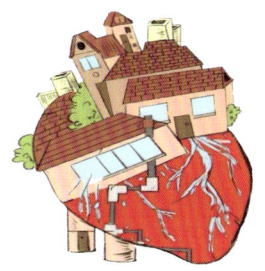

科学技术文献出版社
·北京·

图书在版编目（CIP）数据

超声百问百答. 心脏分册 / 梁萍总主编；谢明星等主编. -- 北京：科学技术文献出版社，2025. 7.
ISBN 978-7-5235-2533-3

Ⅰ. R445.1-44；R540.4-44

中国国家版本馆CIP数据核字第2025CK1962号

超声百问百答. 心脏分册

策划编辑：张 蓉	责任编辑：张 蓉 王彦丽	责任校对：王瑞瑞	责任出版：张志平

出 版 者	科学技术文献出版社
地　　址	北京市复兴路15号　邮编 100038
编 务 部	（010）58882938，58882087（传真）
发 行 部	（010）58882868，58882870（传真）
邮 购 部	（010）58882873
官方网址	www.stdp.com.cn
发 行 者	科学技术文献出版社发行　全国各地新华书店经销
印 刷 者	北京地大彩印有限公司
版　　次	2025年7月第1版　2025年7月第1次印刷
开　　本	787×1092　1/32
字　　数	205千
印　　张	10.75
书　　号	ISBN 978-7-5235-2533-3
定　　价	78.00元

版权所有　违法必究

购买本社图书，凡字迹不清、缺页、倒页、脱页者，本社发行部负责调换

总主编简介

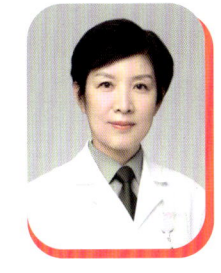

梁 萍

教授、博士研究生导师、主任医师，就职于中国人民解放军总医院介入超声科

【社会任职】

现任中华医学会超声医学分会主任委员。

【专业特长】

开创了微波消融治疗多脏器肿瘤的新方法，确立了我国在微波消融治疗领域的国际领先地位。

【学术成果】

系列成果获国家技术发明奖二等奖、国家科学技术进步奖二等奖等国家及省部级二等奖以上奖励 8 项。承担"十四五"国家重点研发计划项目、"十三五"国家重点研发计划项目、"十二五"国家科技支撑计划项目、国家自然科学基金重大科研仪器研制项目、国家自然科学基金重大研究计划项目、国家自然科学基金重点项目等 20 余项。作为第一 / 通信作者发表 SCI 收录论文 247 篇。获国内外发明专利 12 项。主编（译）中英文专著 14 部。主持 / 参与制定国内外指南 20 部。培养硕士 / 博士研究生、博士后研究人员 106 名。近 5 年连续被评为 Elsevier "中国高被引学者"。

主编简介

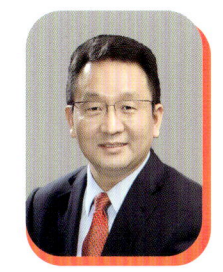

谢明星

二级教授、博士研究生导师、主任医师，华中科技大学同济医学院附属协和医院超声医学科主任、湖北省影像医学临床医学研究中心主任、分子影像湖北省重点实验室副主任，华中学者、享受国务院政府特殊津贴专家

【社会任职】

现任中华医学会超声医学分会副主任委员兼超声心动图学组组长，海峡两岸医药卫生交流协会超声医学分会主任委员，中国超声心动图学会副主席。

【专业特长】

擅长胎儿超声心动图及先天性心脏病、瓣膜病、心肌病及冠心病等疾病的超声诊断。

【学术成果】

牵头国家重点研发计划 1 项。主持国家自然科学基金面上项目、国家自然科学基金重大科研仪器研制项目（2 项）等 12 项。作为主要完成人和第一完成人获国家科学技术进步奖、湖北省科学技术进步奖一等奖各 3 项。作为第一作者及通信作者发表 SCI 收录论文 320 余篇。

主编简介

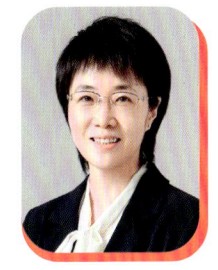

马春燕

教授、博士研究生导师、主任医师,中国医科大学附属第一医院超声教研室及心血管超声科主任、辽宁省影像医学临床医学研究中心主任

【社会任职】

现任中华医学会超声医学分会常务委员兼超声心动图学组副组长,辽宁省医学会超声医学分会主任委员等。

【专业特长】

擅长超声新技术、超声造影及心肌病、冠心病、心律失常等疾病的诊断。

【学术成果】

主持全国多中心临床研究项目6项,国家级和省市级课题近20项。获辽宁省科学技术奖5项。发表SCI收录论文70余篇。申请发明专利10项,成果转化1项。

主编简介

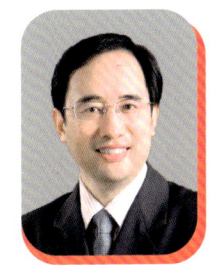

许 迪

二级教授、博士研究生导师、主任医师，南京医科大学第一附属医院老年心血管科主任、南京医科大学第一临床医学院诊断教研室主任

【社会任职】

现任中华医学会超声医学分会常务委员兼超声心动图学组副组长，海峡两岸医药卫生交流协会超声医学分会副主任委员，中国医院协会医学影像中心分会副主任委员兼心胸影像学组组长。

【专业特长】

擅长心血管疾病的诊治，尤其是心肌病和结构性心脏病的诊治，以及超声心动图的临床应用和心脏起搏器植入、心脏再同步化治疗。

【学术成果】

主持国家自然科学基金面上项目4项。主编专著6部，参编专著26部。获省部级科学技术进步奖4项、江苏省卫生健康委员会新技术引进奖4项。

主编简介

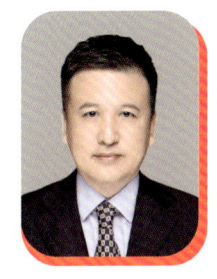

穆玉明

二级教授、博士研究生导师、主任医师，新疆医科大学第一附属医院心脏超声诊断科主任、新疆超声医学重点实验室主任、新疆临床超声医学研究所所长，享受国务院政府特殊津贴专家、新疆维吾尔自治区有突出贡献优秀专家

【社会任职】

现任中华医学会超声医学分会常务委员兼超声心动图学组副组长，中国医师协会超声心动图专业委员会副主任委员，中国医学影像技术研究会副会长，中国民族卫生协会超声医学分会副主任委员，中国医药教育协会超声医学专业委员会副主任委员，新疆超声医学工程学会会长，新疆超声诊断专业质量控制中心主任委员等。

【专业特长】

擅长心血管超声诊断及超声分子影像学研究。

【学术成果】

主持国家自然科学基金项目、新疆维吾尔自治区自然科学基金重点项目等 30 项。作为第一完成人获新疆维吾尔自治区科学技术进步奖一等奖 1 项、二等奖 4 项、三等奖 2 项、四等奖1项，多次获新疆维吾尔自治区自然科学优秀学术论文奖和科学技术普及奖、新疆医学科技奖等。主编/参编专著共18部。发表学术论文（包括SCI收录论文）250余篇。

主编简介

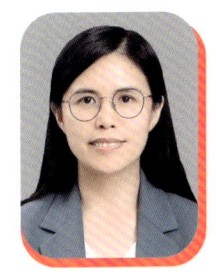

袁丽君

教授、博士研究生导师、主任医师，空军军医大学唐都医院超声医学科主任，国家"百千万人才工程"入选者、"国家有突出贡献中青年专家"、享受国务院政府特殊津贴专家

【社会任职】

现任中华医学会超声医学分会常务委员兼超声心动图学组副组长，中国医师协会超声医师分会常务委员，中国人民解放军医学科学技术委员会超声医学专业委员会副主任委员，中国超声医学工程学会常务理事等。

【专业特长】

擅长心脏及外周血管疾病超声诊断，在基于超声的动脉粥样硬化及肿瘤精准诊疗策略研究，以及卫勤保障可穿戴设备研发方面，取得了创新性成果，部分成果居世界先进水平。

【学术成果】

主持国家自然科学基金项目等 10 余项。以第一作者或通信作者在 *Advanced Materials*、*J Am Soc Echocardiogr*、*J Extracellular Vesicles*、*Lancet* 子刊、*Chinese Medical Journal*

等期刊上发表SCI收录论文60余篇。获陕西省科学技术进步奖一等奖及二等奖3项。作为第一申请人获国家发明专利5项、软件著作权6项。作为副主编/编者出版教材5部,作为主译、主编/副主编出版专著6部。参与制定行业指南、共识共13部。

编委会

总主编：梁 萍

主　编：谢明星　马春燕　许　迪　穆玉明　袁丽君

副主编：舒先红　张　丽　刘丽文　王志斌　马小静

编　者：（按姓氏拼音排序）

陈 芬	南京大学医学院附属鼓楼医院	谷 颖	贵州医科大学附属医院
陈 雨	皖南医学院第一附属医院（弋矶山医院）	关 欣	天津市胸科医院
		郭 洁	中国医科大学附属第一医院
陈海燕	复旦大学附属中山医院	郭 薇	福州大学附属省立医院（福建省立医院）
陈金玲	武汉大学人民医院（湖北省人民医院）		
		郭淑媛	北京大学深圳医院
陈许滢	皖南医学院第一附属医院（弋矶山医院）	郭燕丽	陆军军医大学西南医院
		韩 舒	中国医科大学附属第一医院
程 冠	武汉亚洲心脏病医院	贺 林	华中科技大学同济医学院附属协和医院
崔 浩	哈尔滨医科大学附属第一医院		
德 央	西藏自治区人民医院	胡 婕	广西医科大学第一附属医院
邓 燕	广西医科大学第一附属医院	姜 岚	昆明医科大学第一附属医院
邓荷萍	河北医科大学第三医院	蒋丽丽	华中科技大学同济医学院附属协和医院
丁云川	昆明市延安医院		
方理刚	中国医学科学院北京协和医院	靳巧锋	华中科技大学同济医学院附属协和医院
方凌云	华中科技大学同济医学院附属协和医院		
		康晓妍	山西白求恩医院
费洪文	广东省人民医院	雷常慧	空军军医大学西京医院
封思易	海南省人民医院	李 贺	华中科技大学同济医学院附属

李 莎	贵州医科大学附属医院	梅丹娥	武汉大学人民医院（湖北省人民医院）
李 杨	河南省人民医院		
李 哲	河北医科大学第三医院	穆玉明	新疆医科大学第一附属医院
李萌萌	山东大学齐鲁医院	潘余楠	浙江大学医学院附属第二医院
李诗文	中国医科大学附属第一医院	蒲朝霞	浙江大学医学院附属第二医院
李晓珊	广东省人民医院	屈飑	空军军医大学唐都医院
李新宇	空军军医大学唐都医院	权园婷	华中科技大学同济医学院附属协和医院
李银珍	湖北省中西医结合医院		
梁 萍	中国人民解放军总医院	任建丽	重庆医科大学附属第二医院
刘 俐	北京大学深圳医院	申 锷	上海市胸科医院（上海交通大学医学院附属胸科医院）
刘 琳	郑州大学第一附属医院		
刘春景	哈尔滨医科大学附属第一医院	舒先红	复旦大学附属中山医院
刘丽文	空军军医大学西京医院	苏 蕾	重庆医科大学附属第二医院
刘曼薇	华中科技大学同济医学院附属协和医院	孙 品	青岛大学附属医院
		孙 阳	重庆医科大学附属第二医院
刘盛楠	天津市胸科医院	孙睿婕	北京大学深圳医院
刘娅妮	华中科技大学同济医学院附属同济医院	孙智超	浙江大学医学院附属第一医院
		谭 琳	陆军军医大学西南医院
芦桂林	石河子大学第一附属医院	唐海霞	海南省人民医院（海南医科大学附属海南医院）
罗庆祎	昆明市延安医院		
吕 清	华中科技大学同济医学院附属协和医院	陶文欣	空军军医大学唐都医院
		万琳媛	中国医学科学院阜外医院
吕秀章	北京朝阳医院	王 浩	中国医学科学院阜外医院
马 慧	空军军医大学西京医院	王 静	华中科技大学同济医学院附属协和医院
马春燕	中国医科大学附属第一医院		
马小静	武汉亚洲心脏病医院	王 阳	宜昌市中心人民医院

编委会

王庆慧	昆明市延安医院	闫晓君	石河子大学第一附属医院
王文斯	天津市胸科医院	杨　军	中国医科大学附属第一医院
王小丛	吉林大学白求恩第一医院	杨　茹	中国医科大学附属第一医院
王永槐	中国医科大学附属第一医院	杨欣月	浙江大学医学院附属第一医院
王志斌	青岛大学附属医院	杨亚利	华中科技大学同济医学院附属协和医院
王子静	石河子大学第一附属医院		
卫志红	贵州医科大学附属医院	姚　静	南京大学医学院附属鼓楼医院
吴　纯	华中科技大学同济医学院附属协和医院	姚桂华	山东大学齐鲁医院
		于绍梅	贵州医科大学附属医院
吴文谦	华中科技大学同济医学院附属协和医院	余　蕾	浙江大学医学院附属第一医院
		余正春	武汉亚洲心脏病医院
吴雨萌	哈尔滨医科大学附属第四医院	袁洪亮	华中科技大学同济医学院附属协和医院
夏　娟	武汉亚洲心脏病医院协和医院		
谢　秋	广东省人民医院	袁建军	河南省人民医院
谢　盈	华中科技大学同济医学院附属协和医院	袁丽君	空军军医大学唐都医院
		袁新春	南昌大学第一附属医院
谢德波	陆军军医大学西南医院	张　静	华中科技大学同济医学院附属协和医院
谢东薇	广西医科大学第一附属医院		
谢明星	华中科技大学同济医学院附属协和医院	张　蕾	哈尔滨医科大学附属第一医院
		张　丽	华中科技大学同济医学院附属协和医院
邢长洋	空军军医大学唐都医院		
徐　卉	吉林大学白求恩第一医院	张　梅	山东大学齐鲁医院
徐　瑶	浙江大学医学院附属第二医院	张　琪	宜昌市中心人民医院
许　迪	江苏省人民医院	张　曦	空军军医大学唐都医院
薛　莉	哈尔滨医科大学附属第四医院	张　艺	华中科技大学同济医学院附属协和医院
薛继平	山西白求恩医院		

张冬雪	吉林大学白求恩第一医院	章子铭	华中科技大学同济医学院附属协和医院
张赫展	吉林大学白求恩第一医院		
张梦菲	浙江大学医学院附属第一医院	赵凤笑	天津市胸科医院
张平雨	华中科技大学同济医学院附属协和医院	周 畅	宜昌市中心人民医院
		周 玮	华中科技大学同济医学院附属同济医院
张瑞芳	郑州大学第一附属医院		
张婷婷	中国医学科学院阜外医院	朱向明	皖南医学院第一附属医院（弋矶山医院）
张小杉	内蒙古医科大学附属医院		
章春泉	南昌大学第二附属医院		

编写秘书： 谢 盈 华中科技大学同济医学院附属协和医院

绘图者：（按姓氏拼音排序）

白 洋　陈 芬　陈海燕　程 山　邓 军　丁禹同　杜润哲
费洪文　封思易　冯 江　郭 薇　郭晓洁　韩 舒　赫 兰
胡 婕　胡雪琳　黄珍砾　姜 岚　蒋丽丽　康晓妍　柯 金
雷常慧　李 莎　李 杨　李 哲　李光源　李诗莹　李晓珊
李新宇　李雨欣　梁雨涵　刘 琳　刘奎灿　刘丽文　刘盛楠
娄 喆　吕秀章　马 慧　毛路垚　梅丹娥　穆玉明　潘余楠
庞海苏　权园婷　任家琪　苏 蕾　孙 品　陶文欣　万琳媛
王 梦　王 艳　王 阳　王 莹　王继伟　王文斯　王志斌
魏立亚　吴 纯　肖 汉　谢 秋　谢 盈　谢德波　谢妹瑞
徐 瑶　许广宇　薛艳玲　杨 军　杨欣月　姚桂华　于绍梅
于天乐　于仲雪　袁新春　张 蕾　张 艺　张佳琦　张梦菲
张平雨　张瑞芳　张小杉　赵凤笑　植仁涛　周 红　周 玮
周应欣

序 言

习近平总书记强调,"科技创新、科学普及是实现创新发展的两翼,要把科学普及放在与科技创新同等重要的位置"。在建设创新型国家的宏伟蓝图中,加强科普能力建设、提升全民科学素质已成为实现民族复兴伟业的重要基石。

在当代医学科技高速发展的浪潮中,超声诊疗以其无辐射、安全、实时成像的独特优势,已成为临床诊疗体系中不可或缺的"第三只眼"。从心脏动态评估到胎儿系统筛查,从介入精准导航到肿瘤消融治疗,这项技术不断突破传统诊疗边界,为现代医学插上了可视化诊疗的"翅膀"。统计显示,我国每年超声检查量已突破20亿人次,覆盖98%以上的临床科室,成为全民健康保障体系重要的影像技术支撑。

面对如此庞大的受众群体,医学科普却面临专业壁垒与临床实践的"双重困境":一方面,超声医学涉及解剖学、病理学、流体力学等多学科交叉知识;另一方面,超声医生常面临日均接诊量超百例的现状,医患沟通时间被严重压缩。基于此背景,本丛书应运而生。本丛书由五大分册构成,涵盖腹部、血管、浅表器官、妇产、心脏和介入诊疗等方面,每册精选100个最具代表性和大众最关心的临床问题。书中以通俗易懂的语言,结合生动的案例,对超声知识进行解说,既科学权威,又不失趣味。

超声百问百答 心脏分册

　　本丛书各分册编委会由中华医学会超声医学分会权威专家领衔，汇聚了全国三甲医院超声科主任医师及临床一线骨干力量。他们从临床实践出发，结合最新的医学研究成果，力求为读者提供最权威、最实用的超声知识。书中每个问答均经过循证医学验证，既可作为公众的健康指南，也可作为基层医护人员的速查手册。

　　期待本丛书能架起医患沟通的新桥梁，让超声医学的声波穿透认知迷雾，以科学之光驱散健康焦虑的阴霾。希望通过本丛书，您能更深入地了解超声检查的奥秘，消除对医学检查的恐惧与误解，以科学的态度面对健康问题。愿每一位读者都能在超声的世界中找到属于自己的健康答案，这便实现了我们编写本丛书的终极价值——让医学归于人文，让科技普惠众生，共同谱写健康中国建设的新篇章。

2025 年 3 月 2 日于北京

前 言

自超声心动图问世以来,其以无创、便捷、实时显示心脏大血管结构与功能的特性,成为现代心血管医学的重要组成部分,是心血管疾病早期筛查、临床准确诊断、术中引导与监测,以及长期随访与评估的重要工具。正因如此,心脏超声检查正一步步走进大众视野,可帮助大众认识与了解自身心脏结构与功能,是诊断与评估心脏疾病的重要成像方法。然而,超声心动图的成像原理、设备构造极为复杂,具有高度专业性,患者在接受检查或面对检查报告时,常常会出现各种疑问或无法理解报告中深奥的专业术语。为此,中华医学会超声医学分会超声心动图学组组织专家与专业人员,编写了这本书,旨在让患者及相关人员,特别是大众,了解这项技术的基本原理及其应用的常识,让专业知识更好地服务大众健康。

本书分为"原理篇""认识篇""知识篇""应用篇""前沿篇""报告篇"6个部分,共含100个问答。内容由浅入深,既涵盖了基础原理,也回答了日常较常见的疑问,还展示了未来技术前景。每一个问答中都配有示意图或插图,可更好地帮助读者理解心脏结构功能和超声图像。

编者在编写过程中,秉承"科学性、通俗化、实用性"的原则,将专业内容转化为易于理解的大众语言,并结合具体案例、趣味比喻和清晰的图示,便于普通读者理解。我们相信,认识和了解一定的超声心动图知识，能够让读者对自己心脏的结构与功能及相关疾病有科学的认知与理解，同时也能够使患者与医生进行更好的沟通，从而使这项技术在日常保健和疾病诊治中，发挥更大的作用与价值。愿这本书成为您随手翻阅的"良师益友"，与您携手护航心脏健康，守护生命活力。

目 录

原理篇

一问	超声检查如何"看透"你的身体？	2
二问	声波测速器：多普勒超声如何测量你的血流速度？	5
三问	从模糊到清晰：超声心动图的时光之旅	8

认识篇

四问	超声心动图检查能为您做些什么？	12
五问	心脏健康指南：常规诊断方法知多少？	15
六问	胎儿心脏超声：如何洞察宝宝心脏的健康状况？	18
七问	为什么心电图检查没问题，医生还要我做心脏超声？	22
八问	心脏检查三件套：心脏超声、心电图、冠脉CTA到底查什么？	25
九问	为心脏"亮相"做好准备——超声心动图检查的注意事项	28
十问	水合氯醛高效助眠，小儿超声心动图检查安全助手	31
十一问	心脏的二重奏：为什么超声检查需要心电图的"伴奏"？	34
十二问	超声检查"助手"——医用超声耦合剂的秘密	37
十三问	"彩超"为什么是黑白图像？	40
十四问	超声心动图中的红蓝色彩奥秘	43

十五问	为什么心脏超声测量值每次都不同？	45
十六问	超声检查对人体有危害吗？怀孕了能做吗？	48
十七问	医生，我肾功能不好能做左心/右心声学造影吗？	51
十八问	超声医生"偏心"？	54
十九问	做心脏超声检查时为什么会胸痛？	57
二十问	经食管超声心动图检查安全吗？	60
二十一问	此造影非彼造影——我刚做了心脏造影怎么又要做造影？	63

知识篇

二十二问	知否知否，应是心肌肥瘦——聊聊心肌肥厚那些事	68
二十三问	肥厚型心肌病的三大致命信号，你中了几个？	72
二十四问	你所不知道的"心脏增厚的秘密"——肥厚型心肌病	76
二十五问	扩张型心肌病——心脏变大了怎么办？	80
二十六问	被施了"紧箍咒"的心脏——原发性限制性心肌病	83
二十七问	心律失常，会是心肌病吗？	86
二十八问	孕妈不可忽视的一心二用——围生期心肌病	89
二十九问	唯有母爱——围生期心肌病	92
三十问	超声心动图能诊断冠心病吗？	95
三十一问	心肌梗死你了解吗？	98

目 录

三十二问	超声带你看:"心梗"后的心脏 …………	102
三十三问	心肌梗死怎么办?如何进行急救? …………	105
三十四问	警惕孩子发热!可能伴有心脏损害! …………	108
三十五问	小儿"川崎"发高烧,警惕"伤心"大麻烦 …………	111
三十六问	心脏瓣膜反流之三尖瓣反流背后隐藏着哪些秘密? …………	114
三十七问	谨防心门随意开——二尖瓣反流小科普 …………	117
三十八问	胸痛、气短、晕厥,警惕主动脉瓣狭窄 …………	120
三十九问	打不开的心门——二尖瓣狭窄 …………	124
四十问	心脏彩超如何揭秘瓣膜上的"芭蕾舞"? …………	127
四十一问	"心灵捕手"——超声心动图揭开风湿性心脏病的"神秘面纱" …………	130
四十二问	老年人头晕、心慌,谨防老年瓣膜病 …………	133
四十三问	心脏的"泳池":心包积液到底从哪来? …………	137
四十四问	当心脏穿上铠甲——缩窄性心包炎 …………	140
四十五问	主动脉扩张要当心 …………	143
四十六问	马凡非麻烦——马凡综合征 …………	146
四十七问	心脏有个大窟窿——室间隔缺损科普 …………	149
四十八问	超声检查发现胎儿室间隔缺损怎么办? …………	152
四十九问	超声心动图如何破解房间隔缺损之谜 …………	155
五十问	心脏上的"漏洞"——动脉导管未闭 …………	158
五十一问	房间隔膨出瘤——此"瘤"非彼瘤 …………	161
五十二问	"兔唇"变"鱼嘴",你的主动脉瓣怎么了? …………	163
五十三问	不幸运的"四叶草"——主动脉瓣四叶瓣畸形 …………	167

五十四问	少女高血压背后的秘密：主动脉弓缩窄	170
五十五问	最常见的复杂先天性心脏病——法洛四联症	173
五十六问	心脏内的致命"果冻"	176
五十七问	心腔内血栓：心脏里的"隐形杀手"	179
五十八问	开往心脏的危险列车——致命的急性肺栓塞	182
五十九问	沉默杀手需警惕，下肢深静脉血栓你了解吗？	185
六十问	右心房内的"异常回声"——揭秘界嵴	188
六十一问	卵圆孔未闭，需不需要治疗？	191
六十二问	从"心"了解偏头痛——卵圆孔未闭	194
六十三问	发现心肌过度小梁化应该怎么办？	197

应用篇

六十四问	备孕，您考虑过行心脏超声检查吗？	202
六十五问	孕期心脏健康的守护神——心脏超声	205
六十六问	母婴平安第一步，一站式心脏超声知多少	208
六十七问	哪些先天性心脏病不用做手术也可自愈？	211
六十八问	孩子心脏杂音？莫慌，心脏超声来帮忙	214
六十九问	胸痛进行心脏超声检查有用吗？	217
七十问	心脏瓣膜置换术后超声心动图检查什么？	220
七十一问	房颤患者一定要做心脏彩超吗？	223
七十二问	医生，我的封堵器会脱落吗？	226
七十三问	支架下的心语：通否？通否？——冠状动脉支架术后患者的心灵灯塔与知识航标	230

七十四问	头痛做心脏彩超为哪般？	233
七十五问	脑卒中并非猝不及防——心血管超声来帮忙	236
七十六问	守护生命之光：探寻卵圆孔未闭与脑卒中的神秘关联	239
七十七问	抗癌治疗中的"心"问题	242
七十八问	大量饮酒，这"伤心"的爱好	246
七十九问	"心碎"真的让你心碎	250
八十问	如何科学地开始运动	252

前沿篇

八十一问	心室辅助装置是什么？	256
八十二问	已经装了人工心脏，为什么还要常来超声科报到？	259
八十三问	心脏的"内窥镜"——心腔内超声心动图揭秘	262
八十四问	睡一觉就好的经食管心脏超声检查——无痛经食管心脏超声检查	265
八十五问	二尖瓣经导管缘对缘修复手术中的"眼睛"——经食管超声心动图	268
八十六问	小气泡大用途，心脏超声造影解疑惑	272
八十七问	让左心"发声"，为左心"代言"	275
八十八问	无孔不入，"圆"形毕露——右心声学造影揪出多年头痛真凶	277
八十九问	不负众望，"荷"然有声——揭开负荷超声	

	心动图的神秘面纱 …………………………………	280
九十问	拨开迷雾,心脏负荷超声如何揭示胸闷真凶? ……	283
九十一问	心血管超声弹性成像技术如何助力影像"触诊"?	286
九十二问	超声波如何治疗疾病 ………………………………	289
九十三问	超声如何上天入地,助力宇航员及居家健康监测 …	292

报告篇

九十四问	一分钟教您读懂超声心动图报告 …………………	296
九十五问	手把手教您读胎儿超声心动图报告 ………………	299
九十六问	心脏健康的信号灯:左室射血分数——EF 值 ……	301
九十七问	超声报告大揭秘——这些诊断有意义吗? ………	304
九十八问	体检查出"瓣膜轻度反流"不用担心! ……………	307
九十九问	"左心室舒张功能减退"——我是不是生病了? …	310
一百问	超声查出少量心包积液,该怎么办? ……………	313

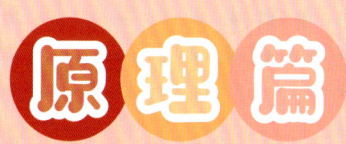

一问 超声检查如何"看透"你的身体?

超声检查就像是一位神奇的"回声绘画师",它用一种特别的"声波画笔"来为我们描绘身体内部的图画。最妙的是,它不需要打开身体就能看到里面的情况,更准确地说是"听"到,这都要归功于它的"声波画笔"。

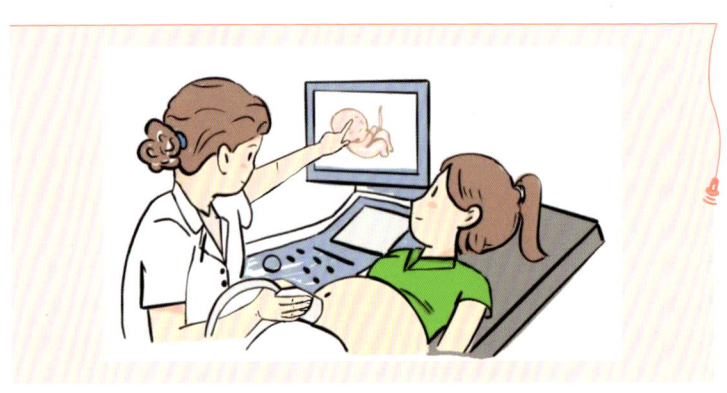

首先,我们来认识一下这位"声波画笔",它其实是一种叫作超声波的高频声波,由一个像手电筒一样的探头发出。虽然我们的耳朵听不见这些声波,但它们在身体里可是忙得很呢!当超声波进入人体时,它们会遇到不同的组织和器官。超声波就像勇敢又迅速的"侦察兵",会在这些组织和器官上详细探测,逐层地探查它们的构成、形状、厚度,软硬等信息,每次"侦察兵"返回时,都会带回一些有用信息。这些返回的声波信息会被同一个超声探头接收,然后交给一个叫作超声仪的"指挥官",它能把这些声波信息翻译成图像,显示在屏幕上,医生就可以看到身体内部的样子了。是不是很神奇?

采用这种"声波画笔"检查有很多优点!首先,它利用的是声波,而不是电离辐射,所以对身体没有伤害。其次,它可以实时显示图像,这意味着医生可以立即看到结果,不需要等待。最后,这种"画图"方式极为灵活,几乎可以用于检查身体的所有部位,比如心脏、肝脏、肾脏,尤其适用于孕妇腹中胎儿的检查。在孕妇检查中,超声检查就像是一个"宝宝摄影师",它能拍下宝宝在妈妈肚子里的各种"照片"。通过这些"照片",医生可以观察宝宝的生长发育状况,比如手指的数量,嘴唇有没有开裂,心脏功能是否正常等,来确保一切正常。对于准爸爸准妈妈来说,看到宝宝的第一张"照片"无疑是一个特别激动人心的时刻。

除了产前检查,超声检查在医学领域的其他检查中同样发挥着重要作用。比如在心脏检查中,医生可以利用超声波观察心脏的结构和功能。如果把心脏比作一个房子,利用超声可以测量这个房子各个房间的大小,观察墙壁的完整性,门窗的开闭是否正常。在肝脏和肾脏检查中,医生利用超声波可以发现结石、肿瘤等异常情况。

总体而言,超声就像是一位"回声绘画师",它用无形的声波勾勒出身体内部的图景。通过这些图像,医生可以更好地了解我们的健康状况,帮助我们保持健康。所以,下次当你需要做超声检查时，不妨将其想象成一次与"回声绘画师"的奇妙邂逅。

（撰写：靳巧锋　谢明星；绘图：权园婷）

原理篇

二问 声波测速器：多普勒超声如何测量你的血流速度？

"医生，我可能是甲亢，要做一个甲状腺的彩超。"

"医生，我们当地医院的医生怀疑我有瓣膜反流，让我来做个 D 超。"

……

大家常听到的彩超、D 超，到底是什么超声检查技术呢？和 B 超有什么区别？都是什么情况下要做这些检查呢？

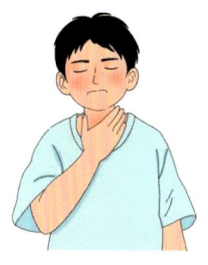 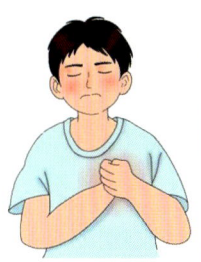

一、彩超、D 超属于什么超声检查技术？

通常所说的彩超是彩色多普勒超声检查的简称，D 超是多普勒（Doppler）超声检查的简称，它们都属于多普勒超声成像检查技术，主要用于显示体内的血流流速、方向等信息，其基本原理都是多普勒效应。

多普勒效应是当声源（或接收器）与反射体之间存在相对运动时，接收到的声波频率会发生变化的现象。例如，当火车鸣笛（声音频率固定）从远处快速接近时，听到的汽笛声音会变得尖细（频率升高）；而当火车从身边快速远离时，听到的汽笛声音则会变得低沉（频率降低），这就是多普勒效应的典型表现。

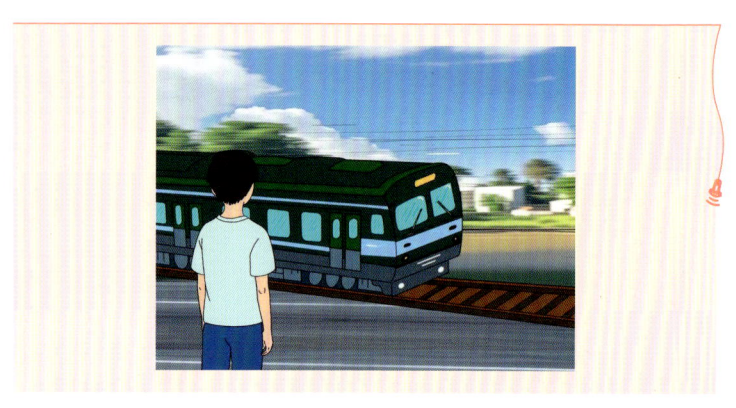

利用探头发射声波和接收回波的频率差（即频移），可以对血流（或其他运动组织）的运动速度进行计算，通过将血流的速度大小、分布和方向等信息进行彩色编码，即可形成彩色多普勒超声成像检查，通过频谱的方式呈现就是频谱多普勒超声成像检查。

二、多普勒超声检查同"B超"的区别是什么？

"B超"是B型超声成像检查技术，其中"B"代表辉度（Brightness），通过将不同组织器官的回声强度差异，

展示为不同的辉度,即区域像素的亮度,常被称为"黑白超"。多普勒超声检查同"B超"检查的主要区别:

(1)观察内容不同:多普勒超声检查主要是针对血流进行观察评估,而"B超"主要是针对器官结构进行成像和相关测量。

(2)报告呈现形式不同:多普勒超声检查的报告通常以红蓝为主的彩色图片或各种颜色的频谱波形图片呈现,"B超"的报告通常以黑白图片呈现。

(3)操作基本要求不同:多普勒超声检查通常需要探头与观察血流的方向越平行越好,而"B超"通常是探头与观察结构越垂直越好。

三、多普勒超声检查的临床应用有哪些?

多普勒超声作为最基本的超声检查技术,广泛地应用在全身各个组织器官的临床成像检查中,包括:成年人、儿童和青少年,以及胎儿的心脏检查;颅脑、颈部、四肢和胸腹部等全身血管检查;甲状腺、乳腺和淋巴结等腺体及小器官检查;肝脏、肾脏、脾脏等腹腔脏器和胃肠道检查;男女生殖系统检查;皮肤、肌骨和软组织检查等。

(撰写:邢长洋　屈飚　张曦;绘图:肖汉)

从模糊到清晰：超声心动图的时光之旅

想象一下，你能够透过胸腔，清晰地看到心脏跳动的每一个细节，这正是超声心动图赋予现代医学的神奇力量。从最初的模糊影像到如今的清晰三维动态图像，超声心动图的发展历程，堪称一部精彩的医学科技进步史。

一、发现曙光：早期探索（1950 年）

一切要从第二次世界大战后说起。最初的超声技术源于军事声呐技术，瑞典医生 Inge Edler 和物理学家 Hellmuth Hertz 改装了西门子公司的工业超声探伤仪，首次将其用于心脏检查。1953 年 10 月 29 日，他们成功记录下了世界上第一张心脏超声图像，并于 1954 年发表了具有里程碑意义的论文。尽管当时的图像十分模糊，但这项突破性发现为心脏病诊断开辟了一条全新的道路。

二、突破性进展：M 型超声时代（1960—1970 年）

20 世纪 60 年代，M 型超声技术开始应用于临床。这项技术可以记录心脏结构随时间变化的运动轨迹。中国医生在这一领域做出了开创性的贡献：1961 年，徐智章和王新房率先将超声心动图用于心包积液诊断；1964 年王新房发表的 140 例胎儿 M 型超声心动图研究更是成了世界文献中最早的相关报告。尽管 M 型超声只能显示单一维度运动情况，但已能够帮助医生准确诊断心脏瓣膜疾病和心包积液等问题，开创了心脏病无创诊断的新纪元。

三、图像革命：二维超声时代（1970—1980 年）

随着计算机技术的发展，超声心动图迎来重大突破。1974 年，Griffith 和 Henry 开发出第一台实时二维超声扫描仪，到 1976 年，商用实时二维超声设备开始投入临床使用。这项技术使医生首次能够观察到心脏的横截面图像，就像用照相机拍下心脏的"平面照片"。医生可以直观地评估心脏的形态、大小和运动情况，诊断能力得到了显著提升。

四、色彩的力量：多普勒技术的应用（1980—1990 年）

1982 年，彩色多普勒技术的临床应用为超声心动图增添了活力。通过不同颜色显示血流方向和速度，医生可以直观地观察到心脏内血液流动的情况。1984 年，脉冲多普勒技术的引入进一步提高了血流测量的准确性，极大地提高了心脏瓣膜疾病、先天性心脏病等的诊断精度。

五、立体视觉：三维超声时代（1990 年至今）

1992 年，von Ramm 及其团队开发出第一台实时三维超声系统，开启了超声心动图的新纪元。医生能够获得心脏的立体图像，甚至可以实时观察心脏的运动。仿佛在观看一部生动的 3D 电影，心脏的每个细节都清晰可见。近年来，随着人工智能技术的应用，超声图像的质量和分析能力在不断提升。

超声心动图技术仍在快速发展。便携式超声设备的普及、人工智能辅助诊断的应用、更清晰的四维成像技术等的涌现,都预示着超声心动图将为心脏病诊疗带来更多可能。

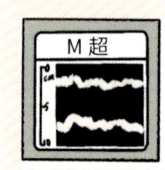 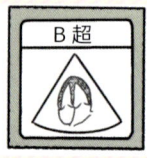 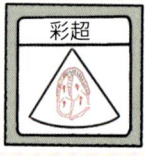 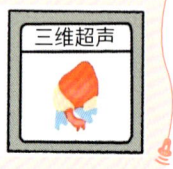

(撰写:谢盈　方凌云;绘图:谢盈)

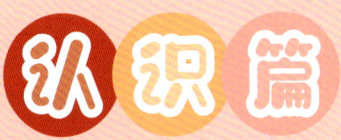

四问 超声心动图检查能为您做些什么？

一、心脏超声看什么，用什么看呢？

心房心室心瓣膜心心相连，
二维彩色多普勒声声入耳。

心脏超声也称超声心动图，主要利用超声波在人体内传播和反射的特性，当超声波遇到心脏的不同组织时，由于组织的密度和结构不同，超声波会产生不同的反射，反射信号被接收器接收并转化为图像，从而能够清晰地显示心脏的内部结构和动态变化。它是临床医生的一双慧眼，能明明白白地探查心脏结构，简单一句话就是"穿过心包，看透你的心"。

二、超声心动图检查是万能的吗？

当然不是，心脏像一套配置齐全的两室两厅的房子，有墙壁、门、水管、电路，墙壁是心肌，门是瓣膜，水管是冠状动脉，电路是传导系统。心肌和瓣膜可以通过超声心动图检查，但是冠状动脉疾病需要通过冠状动脉造影了解血管狭窄的情况，传导系统需要通过心电图进行诊断。因此超声心动图检查不是无所不能的。

一项完整的心脏超声检查，包括心脏的大小、形态、瓣膜关闭情况及有无反流、有无心肌缺血、收缩和舒张功能等方面的综合评价。

三、心脏两室两厅的房子是什么样的呢？

心腔是两室两厅：左心室、右心室、左心房、右心房。

心脏超声观察房室大小、数目，以及运动情况。

心肌是心脏的墙壁：心房壁、心室壁。

墙壁有洞：先天性心脏病（房间隔缺损、室间隔缺损）、外伤性心脏破裂。

墙壁增厚：先天性（肥厚型心肌病）、后天性（高血压性心脏病）。

墙壁变薄：整体薄（扩张型心肌病）、局部薄（心肌梗死、憩室）。

瓣膜是门：四扇门——主动脉瓣、肺动脉瓣、二尖瓣、三尖瓣。

门打不开：瓣膜狭窄（风湿性心脏瓣膜病、先天性瓣膜病）。

门关不紧：瓣膜关闭不全、瓣膜反流。

门板掉了：瓣膜脱垂、感染性心内膜炎。

四、什么人需要做心脏超声检查呢？

（1）活动后胸闷、气短、胸痛，或不明原因的晕倒、发热。

（2）医生听诊时发现有心脏杂音。

（3）患有先天性心脏病或具有家族史。

（4）患有高血压、冠心病、糖尿病、肾病等相关疾病。

（5）需要了解其他心脏疾病，评估心脏功能。

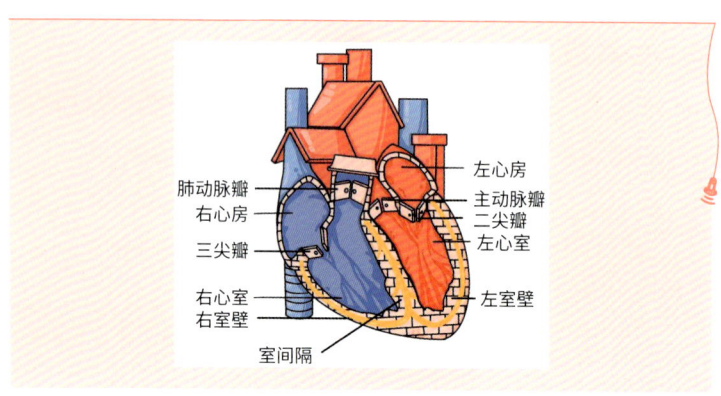

（撰写：孙品；绘图：周红）

认识篇

五问 心脏健康指南：常规诊断方法知多少？

在门诊常常听到患者的以下几种抱怨：

"需要做这么多检查吗？"

"不是都做心电图了吗？"

"怎么还要做心脏彩超？"

"冠状动脉CTA和冠状动脉造影又是什么，这两种检查不是一回事吗？"

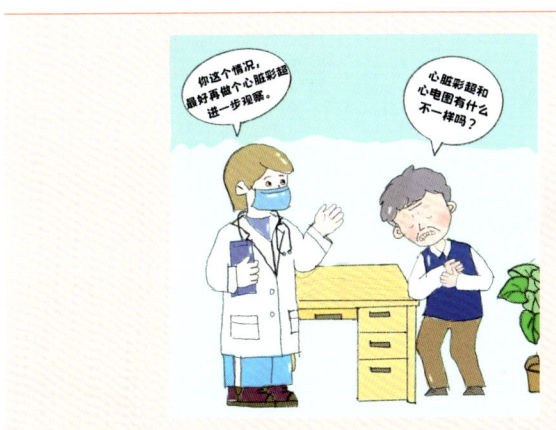

一、心电图——心脏电活动的"记录仪"

通过在人体不同部位的皮肤表面放置电极，如同给心脏安上了"窃听器"，精准地记录和反映心脏电活动。通过心电图可以诊断心律失常、心肌缺血、心肌梗死及梗死部位、心脏扩大及肥厚、判断起搏器状况等。心电图主要包括三大类：普通心电图、24小时动态心电图和运动心电图（如平板、踏车）。

二、超声心动图——心脏结构与功能的"透视眼"

超声心动图指运用脉冲超声波穿透胸壁及软组织，如同给心脏开启了一扇"透视窗"。透过这扇窗，我们能够将心房、心室及与其相连的大血管结构尽收眼底：看清它们的形态、大小，以及是否正常；精确测量室壁厚度，观察室壁运动是否协调有力，评估心脏功能；观察房室瓣及半月瓣的形态结构及瓣叶开闭情况；了解心腔内血流动力学随心动周期的变化；识别心包疾病；精准识别心肌梗死部位，评估心室功能受损的程度；对于先天性心脏病患者而言，更是意义非凡，它能清晰呈现心脏结构的先天性畸形，为制订科学合理的治疗方案与手术决策提供不可或缺的关键依据。

三、冠状动脉 CTA——冠状动脉的"无创探测器"

通过静脉注射适当的造影剂后，利用多排螺旋CT对冠状动脉进行扫描，是一种简单有效而无创的冠状动脉早期疾病诊断方法。它能够准确显示供应心肌的血管——冠状动脉的解剖结构、斑块分布、狭窄程度、闭塞等情况，让潜在的冠心病隐患早早现形。

四、冠状动脉造影——冠心病诊断的"金标准"

冠状动脉造影是唯一能够直接观察冠状动脉形态的诊断

方法,是诊断冠心病的"金标准"。将导管经大腿股动脉或其他周围动脉插入,通过向患者的冠状动脉内注射造影剂,使用X线观察冠状动脉情况。能够较明确地显示冠状动脉的解剖畸形及其阻塞性病变的位置、程度与范围,为后续治疗方案的选择,提供最为坚实可靠的依据。

五、各类检查相辅相成,不可取代

心脏病涉及多种疾病类型,每种心血管检查具有独特的目的和适用范围,不能简单地相互取代。应根据患者的临床病情、医疗需求,以及心内科医生的指导,精准选择合适的检查方法。

症状	基础检查	检查加项
胸闷、胸痛、肩背痛	心电图	冠状动脉CTA,必要时做冠状动脉造影、心脏超声
头晕、乏力	心电图	24小时动态心电图、心脏超声、采血检查
心慌心悸、脉搏过慢或过快	心电图	24小时动态心电图、心脏超声,必要时做心脏电生理检查
气促、呼吸困难	心电图	胸部X线、心脏超声、采血检查
下肢水肿	心电图	心脏彩超、下肢静脉彩超、采血检查
胸痛,伴有牙痛、左侧上肢疼痛	心电图	冠状动脉CTA,必要时做冠状动脉造影、采血检查、心脏超声

(撰写:张蕾 崔浩 刘春景;绘图:郭晓洁 王莹)

六问 胎儿心脏超声：如何洞察宝宝心脏的健康状况？

"医生，我的第一个孩子有先天性心脏病，现在我又怀孕了，我很想要一个健康的宝宝，但我很忐忑，不知道这个孩子该不该要，我该怎么办？"

"您先别紧张，您既往有先天性心脏病患儿的妊娠史，这种情况，应当做一次详细的胎儿心脏超声检查。"

下面就让我们一起来了解一下什么是胎儿心脏超声。

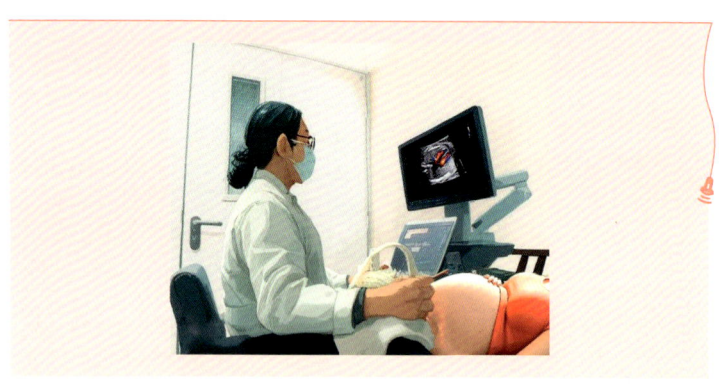

一、为什么要做胎儿心脏超声检查？

先天性心脏病（简称先心病）占据我国出生缺陷发病率首位，也是导致新生儿及 5 岁以下儿童死亡的首要原因，发病率约为 8‰ ~ 12‰，每年约新增 13 万 ~ 20 万例。

胎儿心脏超声具有无创、实时、便捷等优点，可以对胎儿心脏的结构、功能及血流情况进行综合评估，是目前公认的产前筛查先天性心脏病的主要检查手段。

二、哪些情况应当进行胎儿心脏超声检查？

（1）母体高危因素：孕妇年龄≥35岁，孕早期病毒感染或有致畸源接触史，孕妇患代谢性或自身免疫性疾病，辅助生殖受孕等。

（2）胎儿高危因素：产科超声筛查可疑胎儿心脏异常或心律失常，胎儿出现心脏外畸形，胎儿染色体异常，胎儿宫内生长受限，双（多）胎妊娠等。

（3）遗传、家族高危因素：一级亲属（父母、兄弟姐妹）患有先天性心脏病、有与先天性心脏病高度相关的遗传综合征家族史等。

三、什么时间进行胎儿心脏超声检查？

目前国内推荐的最佳孕周为20～24周，若产科超声筛查发现可疑的胎儿心脏异常，应尽早进行胎儿心脏超声检查，以免错过羊水穿刺及染色体诊断的时间窗。

四、检出胎儿先天性心脏病该怎么办？

先天性心脏病种类繁多，分类方法多样，根据预后及干预时限的不同，为便于孕妈妈们理解，可分为：心血管系统解剖变异、简单型（非发绀型）先天性心脏病、复杂型（发绀型）先天性心脏病和出生后需紧急干预的先天性心脏病。

不同类型的先天性心脏病临床症状与治疗策略不同。

（1）解剖变异：比如永存左上腔静脉、右位主动脉弓等，一般不会对胎儿的血流动力学造成明显影响，孕妈妈们不必过度焦虑。

（2）简单型先天性心脏病：比如大部分室间隔缺损，胎儿出生后可随年龄自愈或经一次手术根治，预后良好。

（3）复杂型先天性心脏病：比如法洛四联症、伴有室间隔缺损的大动脉转位等，产前需详细评估，密切随访观察，进行产前-产后一体化管理，胎儿出生后适时进行手术矫治。

（4）出生后需紧急干预的先天性心脏病：比如室间隔完整型肺动脉闭锁、完全型肺静脉异位引流等，需在产前与家属充分沟通，选择有新生儿先天性心脏病救治能力的医院分娩，并提前制订有效的救治方案，胎儿出生后进行及时的救治。

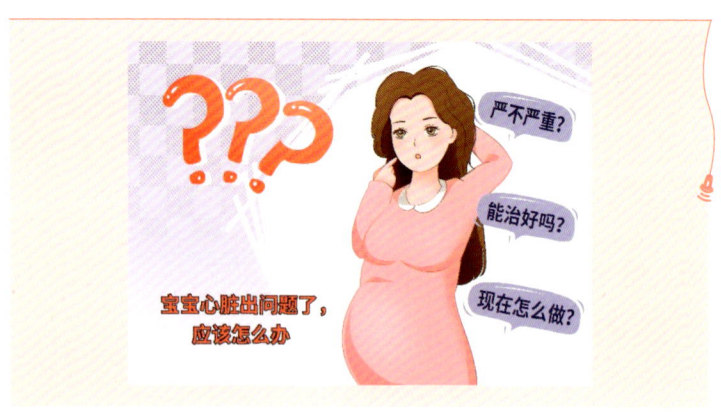

健康小贴士

胎儿心脏超声检查的主要目标是胎儿心血管异常的早发现、早诊断、早评估,提前为胎儿出生后矫正治疗做好准备,避免不必要的妊娠终止,最大程度地改善先天性心脏病患儿的预后。

(撰写:韩舒　杨军　马春燕;绘图:韩舒　杨军)

超声百问百答 心脏分册

七问 为什么心电图检查没问题，医生还要我做心脏超声？

张阿姨最近忙着搬家，每次忙完总是胸口不舒服，到医院门诊检查，心电图提示"窦性心律，正常心电图"。

张阿姨松了一口气，医生却还要她再做心脏超声检查，张阿姨百思不得其解："为什么心电图检查没问题，我还要做心脏超声呢？"

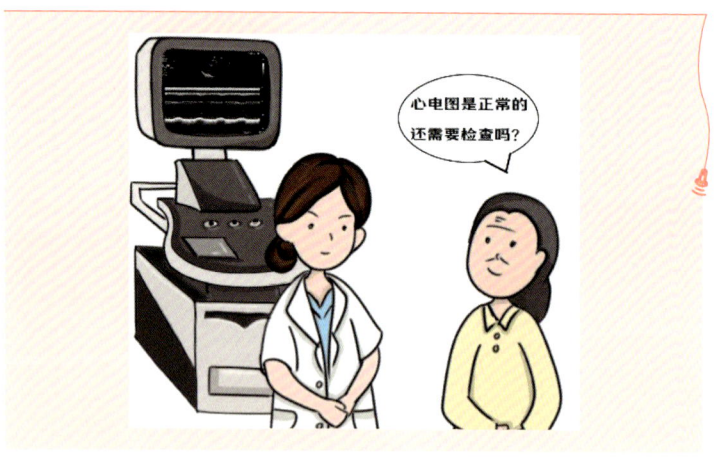

一、心脏超声与心电图有什么区别呢？

如果把心脏看成一个房子，心电图主要是看里面的电路有没有问题，而心脏超声主要是看房子结构稳不稳固，功能怎么样。两者关系相辅相成，不能相互替代。

二、心脏超声有什么优点呢？

心脏超声是唯一能动态显示心腔内结构、心脏搏动和血液流动的检查方式，与X线或CT扫描等其他成像技术不同，心脏超声不会造成辐射暴露的风险，因此可以安全重复使用，对人体没有任何损伤。心脏探头就像摄像机的镜头，随着探头的转动，心脏的各个结构能够清晰地显示在屏幕上。心脏不适不仅要看是否有血管堵塞的情况，还需要看心脏是否扩大、心肌是否增厚、心脏瓣膜开闭是否正常等情况。心脏超声有助于临床医生全面了解患者心脏结构及功能情况。

三、什么情况下需要接受心脏超声检查呢？

心脏超声广泛应用于多种心脏疾病的临床诊断及评价，主要分为以下几种情况。

（1）疑为心源性疾病引起的症状或体征，如胸闷、胸痛、气促、心悸、晕厥、短暂性脑缺血发作、中风或外周栓塞等。

（2）既往相关检查发现心脏疾病或结构异常，包括胸片、心电图、心肌酶谱、心脏杂音听诊等。

（3）疑诊或已经患有先天性心脏病、心肌病、瓣膜病、冠心病、心包疾病、心脏肿瘤等相关疾病。

（4）心脏疾病高风险人群，比如高血压、糖尿病、高血脂人群，患有可能累及心脏的其他系统疾病，比如风湿免疫系统疾病、肾脏疾病等。

(5)接受存在潜在心脏损害风险的治疗,比如肿瘤化疗、放疗等。

(6)心脏术后患者的复查。

(7)心脏疾病患者的长期随访等。

除此还需医生根据实际病情进行判断。

心脏是生命的源动力,当生命在母体胚胎中孕育时,心脏就夜以继日地工作着,伴随着生命的开始和结束。心血管疾病是全球最常见的死亡原因之一,占全世界死亡人数的1/3,严重威胁着人类的健康和生命。健康的生活方式、饮食习惯可以有效预防心脏疾病。随着人们物质生活水平的日益提高和人口老龄化的加剧,心血管疾病的患者越来越多。心脏超声在心脏疾病的诊断及治疗中具有重要的意义。随着科技的发展,出现了许多新技术:实时三维成像、应变超声、负荷超声等,这些新技术让心脏疾病的诊断更加精准,也让更多患者受益。

(撰写:刘盛楠;绘图:刘盛楠)

认识篇

八问 心脏检查三件套：心脏超声、心电图、冠脉 CTA 到底查什么？

当患者做完心脏超声检查后，得知心脏超声检查结果是正常的，经常询问医生是否可以不用再做冠脉 CTA 或心电图的检查了，还有的患者质疑临床医生是否开了一些不必要的检查，所谓"检查过度"？很多患者对上述三项检查之间的关系感到困惑，实际上这三项检查都是用于评估心脏结构和功能的常用方法，但它们各自具有不同的检查目的。

一、心脏超声的检查应用

心脏超声检查可动态显示心脏各腔室的大小、结构及血流动力学的状况，还能直观反映心肌的运动能力，提示心肌缺血的部位、范围及程度等（图 8-1）。心脏超声检查分为经胸超声心动图（TTE）和经食管超声心动图（TEE）检查两种方式。经胸超声心动图是一种无创、便捷、可多次重复的检查方式，能够提供心脏结构和功能的基本信息。然而，对于伴有严重肺气肿、胸廓畸形、严重肥胖的患者，经胸超声心动图的显像可能不理想，影响诊断的准确性。经食管超声心动图则通过食管内的超声探头，从被检查者心脏的后方向前扫描，进而避免胸壁与肺气等因素的干扰，更清楚地观察心脏形态结构的变化。经食管超声心动图在探查房颤患者左心耳是否伴有血栓、清晰显示卵圆孔闭合情况等方面具有明显优势。经胸超声心动图和经食管超声心动图是医生根据患者情况选择的超声检查方式,两种检查互相补充,不能相互替代。

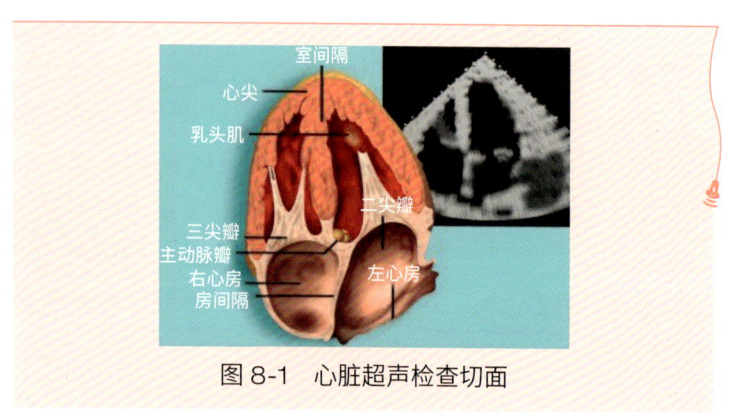

图 8-1 心脏超声检查切面

二、心电图的检查应用

心电图主要用于检查心脏的电生理活动,通过心电图可以明确心脏搏动起源部位、心脏激动的次序及传导情况,判断有无心律失常、心肌缺血等疾病,除此之外,还可以判定血液中是否伴有高钾或低钾等离子紊乱的状况。总之,心电图是一种简单、快捷且成本低、效益高的心脏电生理检查方法。

三、冠状动脉 CT 血管造影的检查应用

冠状动脉 CT 血管造影,简称冠脉 CTA,是一种无创性医学影像检查方法。它利用多层螺旋 CT 扫描技术,通过静脉注射造影剂,快速进行多层扫描和计算机处理合成重构图

像,从而对心脏冠脉血管的钙化程度、发育畸形、病变部位及血管狭窄程度等情况进行初步了解和评估(图8-2)。与冠脉CTA检查类似的冠脉造影是一种微创检查,需要在介入手术室进行,一般通过桡动脉或股动脉路径,借助导丝及导管等手术器械把造影剂注入冠状动脉内以观察血管的情况。相比之下,冠脉CTA检查具有创伤小、费用较低、操作简便的特点,该检查在门诊即可进行,是用于评价冠状动脉解剖结构的最佳无创性检查方法。

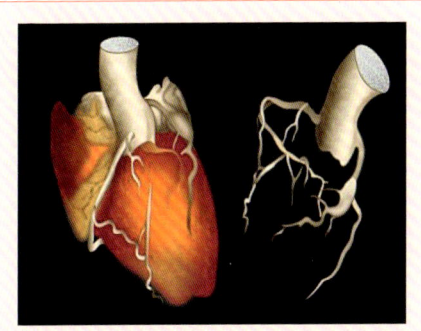

图8-2 冠状动脉CT血管造影显像

总之,心脏的全面检查除了上述方式外,还包括心脏核磁、核素心肌灌注显像等,临床医生根据患者的具体情况选择检查项目类别,各种检查在心脏疾病的诊断中优势互补,取长补短,均发挥着重要的不可替代的作用。

(撰写:薛莉 吴雨萌;绘图:于天乐 李雨欣)

九问 为心脏"亮相"做好准备
——超声心动图检查的注意事项

小王最近经常熬夜,感到胸口闷闷的,像压了一块大石头,立马来医院进行检查,医生进行问诊后,建议做超声心动图检查。

医生:"做个超声心动图检查一下,看看心脏结构和功能有没有问题。"

小王却是一脸迷茫:"做检查前该做什么准备啊?"

说起超声心动图检查,大家都不陌生,但是对于检查的一些注意事项,可能也像小王一样不太清楚。下面让我们来了解下超声心动图检查需要注意哪些事项,为心脏完美"亮相"做准备。

(1)穿着宽松:经胸超声心动图检查一般会要求患者向左侧卧位,充分暴露前胸部位,因此尽量穿着宽松的衣服,女生尽量不要穿连衣裙。

(2)关于医用超声耦合剂:检查时医生会在探头上涂抹凉凉的"液体",叫作医用超声耦合剂,成分类似于润肤霜,作用是使探头与皮肤充分贴合,消除皮肤表面空气,还可以起到保湿润滑的作用。如果您属于易过敏体质,或者对耦合剂中的成分过敏,就要避免接触耦合剂,以免诱发过敏反应。

(3)避免剧烈活动:经胸超声心动图主要是检查心脏

的结构、功能和血流是否正常,所以患者不需要禁食或者憋尿,但应注意尽量避免剧烈活动,保持情绪放松,呼吸平稳,以免影响超声测量的准确性。在检查过程中也尽量保持安静,避免接打电话和大声交谈。

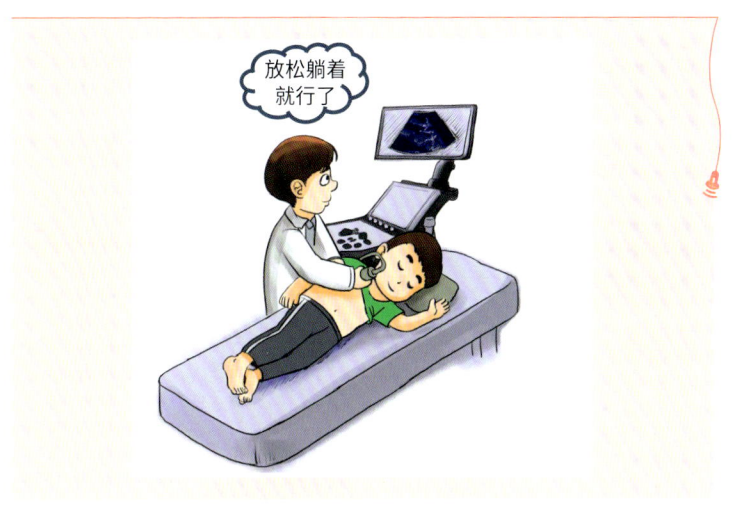

(4)特殊准备:对于一些特殊人群应尽可能多做一些准备。比如,过于肥胖的患者或者老年人可能由于脂肪堆积或者肺气过重,导致图像不清晰,医生可能会加大按压力度,有轻微压痛感属于正常现象,患者尽量配合医生,适度憋气、平稳呼气,避免焦虑;过于消瘦的患者在左侧卧位的同时可以将双手置于头顶,使肋间隙增宽,有助于检查;对于一些行动不便的患者、老年人及孕妇,尽量有家属陪同,帮助患者摆放体位。另外,既往有相关检查资料的请提供给检查医生,方便对比检查结果,观察病情变化。

（5）经食管超声心动图：因肥胖、胸廓畸形、肺气肿等造成经胸超声心动图图像显示不清晰，或心脏瓣膜病、怀疑先天性心脏病、感染性心内膜炎赘生物及房颤怀疑有血栓等患者，建议行经食管超声心动图检查。这是将特定的探头经过口腔送入食管内进行心脏检查的一种方法，检查前患者需要禁食禁饮8小时以上，有假牙的患者要提前摘除，避免误吞。探头经过咽喉部时可能会有恶心、呕吐等咽部不适，属于正常现象，会在半小时后逐渐消失，不要过于担心。检查结束后2小时内需要禁食禁水，2小时后才可逐步进食软烂食物。对麻醉药物过敏的患者一定要提前告知检查医生。

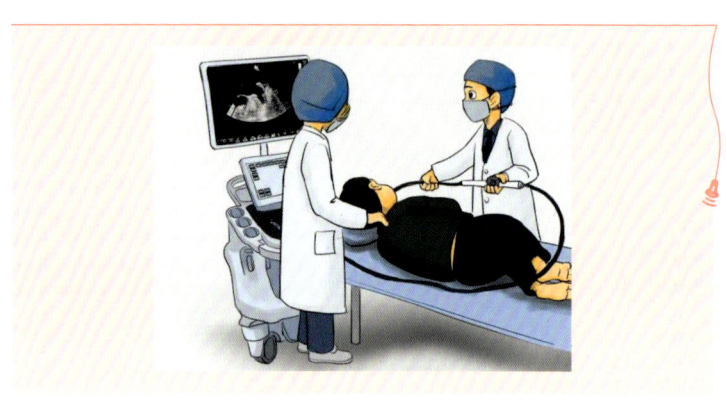

最后由于每位患者病情不同，检查时间也会长短不一，候诊患者还请耐心等待。

（撰写：张冬雪　徐卉　王小丛；绘图：丁禹同）

认识篇

十问 水合氯醛高效助眠，小儿超声心动图检查安全助手

一、小儿超声心动图检查为什么要镇静？

对于怀疑有心脏疾患的儿童，超声心动图是首选检查方式，需在镇静状态下进行。在镇静状态下，超声图像可以更好地显示细微病变，测量更精确，彩色信号能更好地显示心腔血流动力学信息。因此，对于不能配合的儿童，镇静状态是顺利完成超声心动图检查的必要条件。

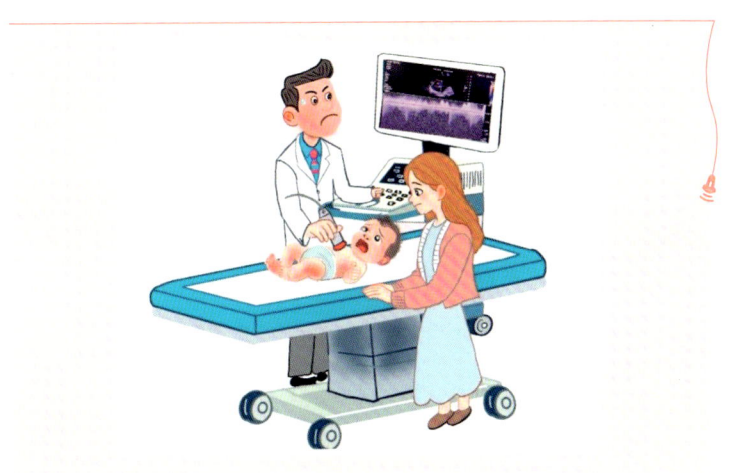

二、水合氯醛安全吗？

对于部分无法配合的儿童，超声医生会建议使用"助眠

药物"——水合氯醛。水合氯醛安全吗？水合氯醛为醛类镇静、催眠、抗惊厥药，通过消化道吸收，在肝脏还原成三氯乙醇，中枢抑制作用强，镇静催眠作用强而可靠，醒后无后遗症，对患儿的神经系统并无影响。它产生的抑制作用近似生理性睡眠，标准剂量助眠效果好，通常服药后数分钟即可入睡，可持续 6～8 小时；检查完成后无须特殊处理，待患儿自然苏醒，醒后无不适感或头晕。三氯乙醇与葡萄糖醛酸结合而失活，经肾脏排出体外，无任何毒副作用，被广泛用于儿科临床的检查和治疗中。

三、水合氯醛如何使用？

临床上比较常见的给药方法是口服和直肠给药。水合氯醛的用量在检查前按儿童体重计算。可于检查前半小时给药，一般患儿入睡 15～20 分钟后检查效果最佳。因水合氯醛味苦、口感较差，如遇患儿拒服，可在遵医嘱的前提下，在给药时加少许温水、糖水或奶水混合，利于患儿接受。除了口服给药，还可以采用经直肠给药的方式，由护士进行操作。这种给药方式吸收迅速，特别适用于口服给药困难的儿童，可以避免药物对胃肠道的刺激，既方便又无痛苦。

四、如何更好地发挥水合氯醛的功效？

我们总结出：水合氯醛在患儿疲劳或睡眠剥夺后使用效果更佳。家长在检查前 3～4 小时内不要让患儿睡觉，以更好地达到镇静催眠的目的，提高检查的一次性成功率。用药后，应尽量为患儿创造良好的睡眠环境，轻拍安抚其入睡。我们的最终目的：在患儿比较舒适的状态下，高效精准地完成检查。

（撰写：袁洪亮　李贺；绘图：李诗莹　柯金）

十一问 心脏的二重奏：为什么超声检查需要心电图的"伴奏"？

想象一下，你的胸腔里有一座特别的"小房子"，它就是我们的心脏。它位于胸腔中央，稍微偏向左边，大小和我们的拳头差不多。这座"房子"不仅结构精巧，而且功能强大，它有四个房间：右心房、右心室、左心房和左心室，还有四扇只能单向开启的"门"——二尖瓣、三尖瓣、主动脉瓣和肺动脉瓣。这座"房子"里还有两个重要的"系统"：一个是"水管"系统，也就是冠状动脉及其分支，它们负责为心脏提供血液；另一个是"电路"系统，即心脏传导系统，它确保心脏能够规律地跳动。

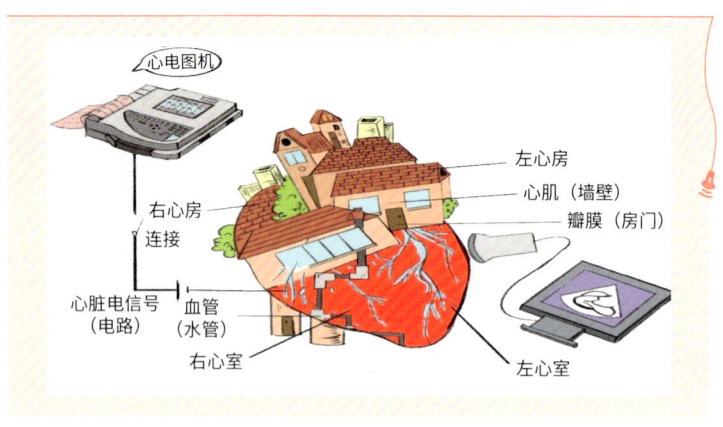

心脏有时也会出现一些问题，比如结构上的损坏、功能上的障碍，或者电活动的异常。为了检查这些问题，医生们

认识篇

有两种常用的工具——心电图和超声心动图。

心电图就像是检查这座"房子"里的"电路"情况，通过在人体不同部位放置电极，记录心脏跳动时产生的电信号。通过对心电波形的细致分析，能够识别各种心脏异常，如心律失常、心肌梗死、心肌炎、心肌缺血及电解质不平衡等。

超声心动图则是利用超声波穿透胸壁软组织，检测心脏各组织（如心壁、心室、瓣膜等）的周期活动，并在显示屏上显示。这样，医生就能够直观地看到心脏的结构是否正常，以及心脏在运动过程中血流是否顺畅。

你可能会好奇，这两种检查是不是只能分开做，其实并不是。在超声检查的过程中，如果连接上心电图，就像给检查加上了"伴奏"，能让检查变得更加准确和全面。因为心电图能帮助医生更准确地判断心脏跳动的周期，从而更精确地定位不同心动周期内心脏室壁和心脏瓣膜的空间位置及时间。这样，在超声心动图上观察到的异常就能与心电图上的变化相互对应，从而为医生提供更丰富的诊断信息。

此外，心电图还能在超声检查过程中帮助医生监测患者的心电活动。比如，在进行超声造影检查时，如果患者出现过敏或心律失常等情况，医生通过心电图能迅速发现并及时处理这些问题。

所以，心电图和超声心动图就像是心脏的两位"守护者"，一个检查"电路"，一个检查"结构"，它们携手工作，相互补充，进一步丰富诊断信息，共同守护着我们心脏的健康。

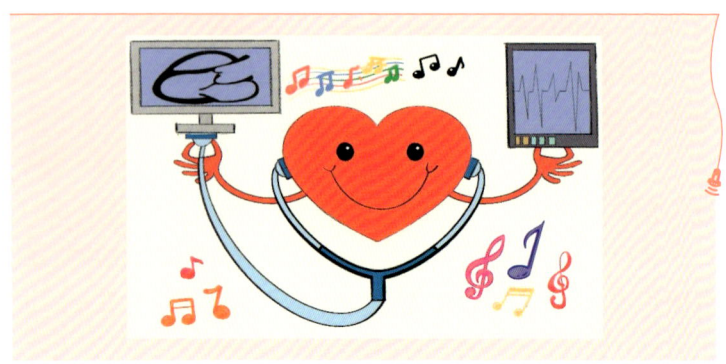

（撰写：姜岚；绘图：姜岚）

认识篇

十二问 超声检查"助手"——医用超声耦合剂的秘密

小明今天来超声科体检,对于医生涂在肚子上黏糊糊的东西提出疑问,它是什么?为什么要涂?还有很多人和小明有同样的疑问。今天,就让我们走近超声检查的"助手"——医用超声耦合剂,揭开它的神秘面纱。

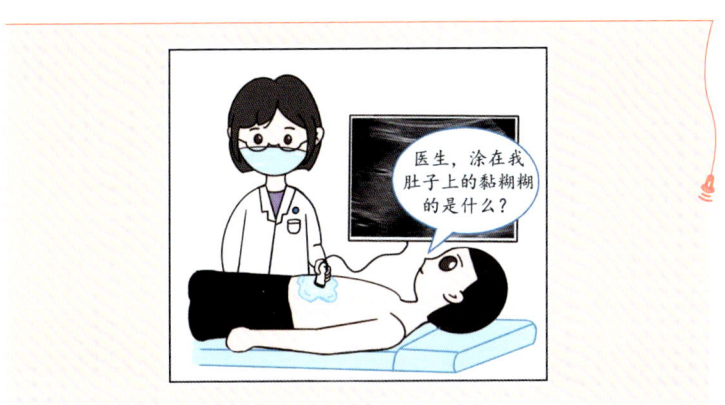

一、医用超声耦合剂是什么?

涂在检查者身上的是医用超声耦合剂,由水性高分子凝胶组成,主要成分是水和甘油等。它擅长辅助超声成像,帮助医生获得高质量的超声图,是超声检查中必不可少的工具。

二、医用超声耦合剂应用于哪些场景?

医用超声耦合剂根据其应用环境可分为两大类。一类非无菌型耦合剂,主要用于完整皮肤表面的超声检查;另一类无菌型耦合剂,专门用于需要直接接触创口或黏膜的超声诊断与治疗过程,这包括但不限于术中超声检查、穿刺活检、经食管超声、经阴道超声以及经直肠超声诊断等。

三、医用超声耦合剂安全吗?

很安全!它无毒、无味、无刺激,也很少产生过敏反应。即使是孕妈妈也不用担心会对胎儿产生不良影响。

涂抹耦合剂会有清凉感。在冬天,通过加热医用超声耦合剂,可有效缓解涂抹耦合剂带来的冷刺激,使耦合剂涂于人体表面时有温热的舒适感。

由于耦合剂的主要成分是水和甘油及丙二醇等,检查结束后,医生会提供纸巾让患者简单擦拭,去除表面的残留物,不用水洗也能清理干净。

四、为什么要使用医用超声耦合剂?

超声成像是利用超声波在人体组织中的传播和反射特性来获取人体内部的结构信息的成像技术。超声在液体、气体等介质中的传播特性不同,超声穿过两者交界处时因声阻抗差会产生反射。若超声探头直接贴于皮肤上,由于探头和皮肤之间存在空气缝隙,会造成超声信号大量反射,就像在超声波和人体之间形成难以跨越的"鸿沟",无法获得人体内部结构的清晰图像。通过在检查部位涂上一层耦合剂,填充探头和皮肤之间的空气间隙,就可以助力超声向皮肤和皮肤下方组织的传播,使超声图像更清晰,帮助医生做出准确诊断。

同时，耦合剂还有润滑作用，为医生转换探头提供便利。并且，在检查过程中减少探头面与皮肤之间的摩擦，还可以提高检查舒适度，使检查过程更加顺畅。

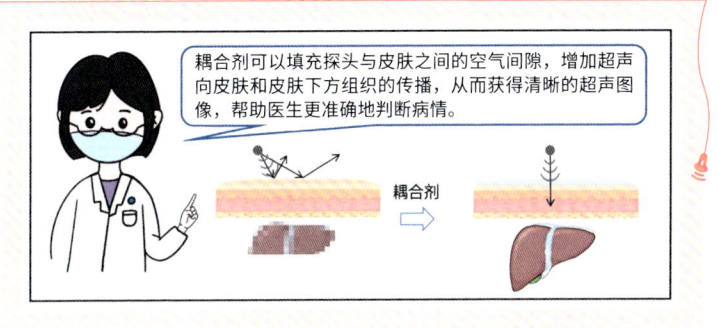

（撰写：陶文欣　袁丽君；绘图：陶文欣）

十三问 "彩超"为什么是黑白图像?

一、明明做的是彩超,拿到的报告怎么是黑白的?

很多人认为"黑白超"就像黑白电视机一样,只有黑色和白色,"彩超"应该像彩色电视机一样有各种颜色。其实不然,超声有很多种检查模式,比如A型、B型、C型、D型、M型等,常见的检查方式是B型超声(B超),也就是大家所说的"黑白超",显示的是二维灰阶图像。这种图像通过发射超声波穿透人体组织,比如肝脏等实质脏器,并利用反射波在超声仪器上显像,如果遇见骨骼等与软组织声阻抗差较大的结构时就会发生衰减和全反射,因为不能穿透,所以不能显像。我们可以把超声波想象成手电筒发出的光束,光可以穿透空气照亮房间,但不能穿透墙壁,那么墙壁后面就不能显像了。简单地说,B超是用来检查人体脏器有无异常的方法,主要是观察脏器的组织结构,它恰似一幅精准勾勒人体内部轮廓的解剖图。医生用于辨析各器官形态、大小及结构,排查肿块、结石等异常情况。

平时我们俗称的"彩超"准确名称为彩色多普勒超声,就是"黑白超"加上彩色血流成像技术,"彩超"中的彩色信号显示的是血流信号,它并不显示所检查器官的颜色。应用彩色多普勒超声检查心脏、血管或其他脏器时,探头发射的声束遇到流动的红细胞,红色代表血流朝向探头方向流动,蓝色表示血流背离探头方向流动,这里的红色和蓝色并不代表动脉血和静脉血!

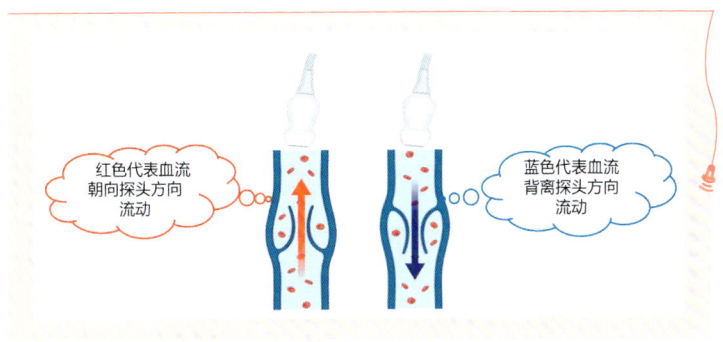

同时,流速快慢还会影响色彩亮度,流速越快,颜色越鲜亮。这个"彩色信号"—血流信号,能够显示组织器官或病变部位的血流供应情况。因此,我们通常拿到的"彩超"结果,往往显示只有一条条蓝色或红色的彩色血管,而不是像彩色电视显示的那样整幅图像都是彩色的,并且"彩超"只有使用血流检测功能的时候才会显示出彩色,并不是整个检查过程都是彩色的。

二、为什么要做彩超?

用彩色多普勒超声做检查时,屏幕上显示彩色血流,可以测量血液流动的速度,对于观察心脏这种实时运动的器官,彩色多普勒技术是必不可少的,用于评估瓣膜狭窄及反流、大血管、房室腔等空腔脏器的狭窄、先天性心脏病,比如房间隔缺损、室间隔缺损、大动脉与心脏间的异常通道等至关重要。同时该技术也可以观察颈动脉、下肢动静脉等大血管管腔是否狭窄；对于脏器及其病变可以评估血管分布及病变的血流灌注，为诊断与鉴别诊断提供了更多的信息。

"变色"的彩超屏幕背后，我们便能理解这看似单调的画面其实蕴藏着超声技术精准捕捉人体奥秘的巧思，它助力医生逐步接近准确诊断。

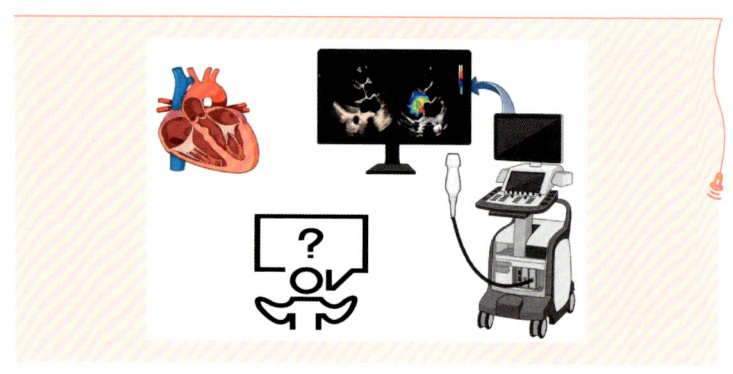

（撰写：马小静 程冠；绘图：薛艳玲）

认识篇

十四问 超声心动图中的红蓝色彩奥秘

当你拿到超声心动图报告时,看到那五颜六色的图像,心里就犯嘀咕:"这红蓝交错,到底啥意思呀?"别急,今天就让我来为你揭开超声心动图里红蓝色彩的奥秘。

首先,我们要知道超声心动图是利用超声波技术来"绘制"心脏的内部结构和运动情况的影像工具。那么,这些红蓝色彩代表什么含义呢?它包含了心腔内血流方向和速度的信息。

在超声心动图中,当你看到屏幕上显示红色的血流时,那就意味着血流方向是朝向超声探头的。而蓝色在超声心动图中通常代表与红色相反的血流方向,即背离超声探头。换句话说,就是顺着我们"看"的方向流动的血流。通过观察红蓝区域的大小和分布情况,医生可以了解心脏内各部位的血流量和压力变化。

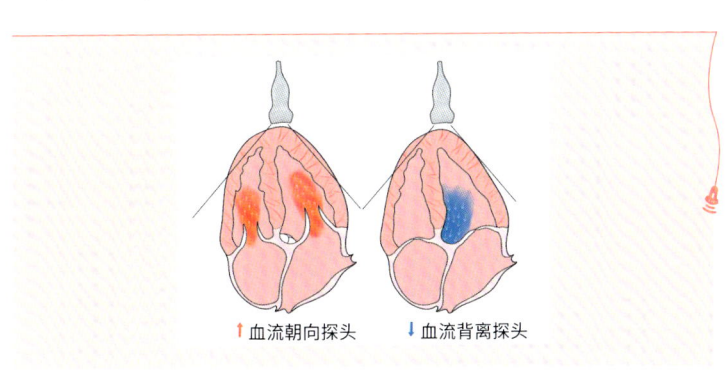

↑血流朝向探头　↓血流背离探头

那么，这些红蓝色彩在实际应用中有什么意义？它们可以帮助医生判断心脏内各腔室的血流情况，比如二尖瓣、三尖瓣的开放程度及有无血液反流等。举个例子来说，当医生看到二尖瓣处的红色血流明显增多时，可能意味着存在二尖瓣狭窄或关闭不全的问题。而当某个区域蓝色血流异常增多时，则可能提示该区域存在血液反流或压力过高等问题。通过这些红蓝色彩的变化，医生可以迅速地判断心脏的健康状况，为患者提供及时、准确的诊断和治疗建议。虽然超声心动图中的红蓝色彩非常有用，但诊断心脏疾病可不能只靠这一项技术。还需要结合其他检查手段，以及患者的病史、体格检查等多方面信息进行综合判断。

健康小贴士

超声心动图中的红蓝色彩是帮助我们了解心脏内部结构和血流情况的重要工具。它不仅能让医生快速地诊断出心脏问题，还能为患者提供个性化的治疗方案或建议。所以，下次当你拿到超声心动图报告时，别再犯嘀咕了！好好看看那些红蓝交织的图像，也许里面就藏着你心脏健康的秘密哦！

（撰写：李莎；绘图：李莎）

认识篇

十五问 为什么心脏超声测量值每次都不同？

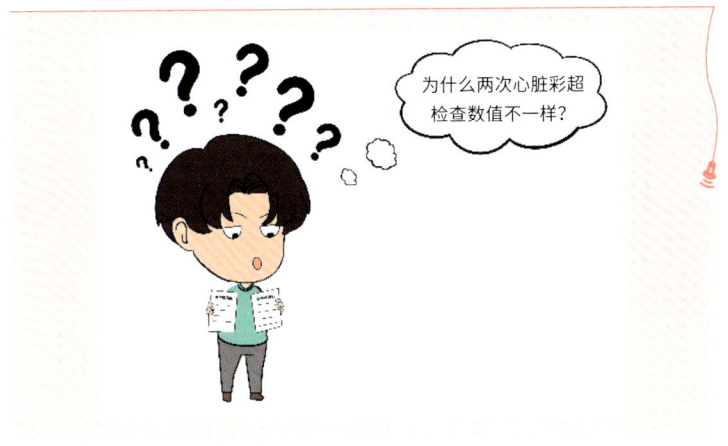

"医生您快帮我看看我父亲的心脏超声结果，怎么前后两天做的心功能数值不一样？"

"医生，我患有房颤，内科大夫让我关注左心房大小，怎么间隔两天做的大小还变化了呢？"

那么到底是什么原因导致短时间内心脏超声所测数值不一样呢？主要有以下几个方面的原因。

（1）与患者体位有关。心脏房室内径测量时，即使遵循标准切面测量，左侧卧位与平卧位测量时还是会有差异，特别是左心房的内径，这或与心脏解剖有关。左心房的肌壁相对于右心房薄，左侧卧位时左心房压力会在右心房及血液重力的压力下升高，心房腔的形态会变化，因此同样是在左心室长轴切面，其所测数值较平卧位时偏大。

（2）与患者身体所处状态有关。当患者情绪紧张、服用含咖啡因的食物、不恰当使用β-受体阻滞剂等药物或剧烈运动后，都可能会引起心脏血流动力学变化，导致心脏彩超测量结果出现偏差。

（3）与患者疾病状况有关。在房颤发作或其他阵发性心律失常的情况下，心脏传导通路异常，心脏的收缩和舒张功能受到影响，血流动力学发生改变，会影响所测心脏彩超数值的准确性。

（4）与检查时心脏图像的质量有关。一些患有胸、肺部疾病的患者，经肋间扫查，无法获得清晰图像，只能通过剑下切面扫查获得图像，其所测得数值与经肋间标准切面的会有差别。但这时二者有较强的正相关性，在这些特殊情况下，可以替代标准切面测量反映心脏状况。

（5）不同操作人员之间存在测量结果的差异。超声心动图测量很大程度上依赖于操作者的技能和经验，不同操作者探头放置的位置、角度存在差异（图15-1），可能造成测量值的差异。此外，当患者体型差异较大时，需要随时调节频率、增益、聚焦等仪器参数，以获得清晰的图像，进行准确的测量。

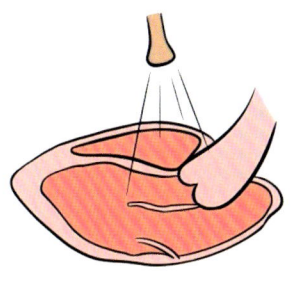

图15-1 获取左室长轴标准切面时探头放置位置、角度

健康小贴士

一般情况下,心脏超声测值差异微小,不足以影响疾病的诊治。临床医生在解读心脏超声结果时还会结合患者的临床症状及其他相关检查结果进行综合分析,以获取有价值的诊断依据。患者需要在做心脏超声检查时保持情绪平稳、避免剧烈运动,并尽可能地配合医生调整到合适的体位,这些措施有助于获得清晰的图像,从而得到更精确的测量数据。

(撰写:李哲 邓荷萍;绘图:李哲)

十六问 超声检查对人体有危害吗？怀孕了能做吗？

在超声检查室里，常常有患者发出以下疑问：

"医生，你涂的黏糊糊的东西是什么呀？对身体有害吗？"

"超声检查有辐射吗？"

"超声检查安全吗？孕妇、婴儿可以做吗？短时间内可以重复做吗？"

医生涂抹的这个黏糊糊的东西，它的专业名称叫"医用超声耦合剂"。它的成分是一种水溶性高分子凝胶，对身体是无毒、无害的，检查后擦干净或用清水清洗干净即可。它的主要作用是让探头更好地与皮肤接触，有助于声波传导，

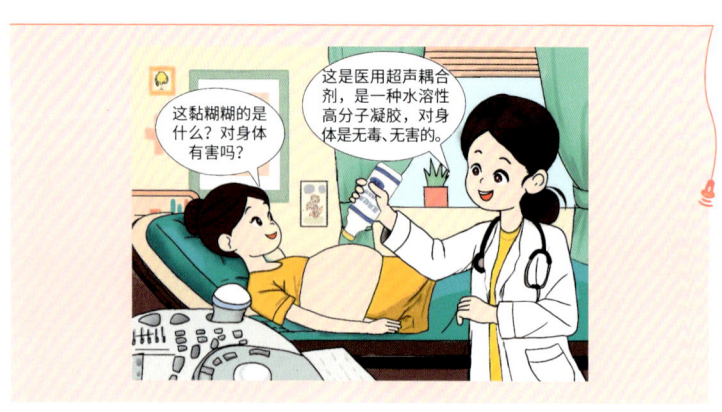

认识篇

提高显像质量,还可以起到润滑的作用,减少皮肤与探头之间的摩擦,使探头能灵活滑动。

超声检查利用的是超声波原理,不同于X线、CT存在射线,也不同于核医学检查存在放射性物质,超声检查是完全没有辐射的检查。超声波属于声波的一种,是频率大于20 000 Hz,超过人耳朵可听频率范围的声波。自然界中有些动物就是依靠超声波进行捕猎,比如蝙蝠、海豚。蝙蝠在黑暗中仍能自由飞行捕猎,依靠的不是敏锐的视觉,而是特殊的听觉。蝙蝠可以发出超声波信号,当超声波信号碰到猎物便会反射回来,蝙蝠利用反射回来的信号,判断猎物的位置、形态,从而准确捕猎。超声检查所应用的原理和蝙蝠捕食的原理一样。所以,超声检查是没有辐射的。

超声检查是安全的检查方法。虽然超声波在组织传导的过程中可能会产生一些热效应,但临床使用的超声诊断设备的输出功率都经过了严格的限制。正常使用过程中所产生的热量几乎可以忽略不计,人体几乎感觉不出来,是十分安全的。临床使用超声检查的几十年中,未发现超声检查设备对

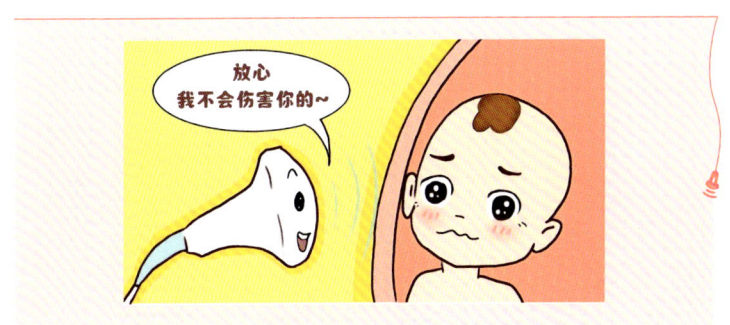

医生、患者、胎儿产生任何有害作用。超声检查不存在剂量累积效应，即便是短期内多次复查，也不会对人体造成伤害。所以超声检查是安全的，孕妇和婴儿都可以做，短时间内也可以重复做（如疾病复查需要）。

（撰写：章春泉；绘图：王继伟）

认识篇

十七问 医生，我肾功能不好能做左心/右心声学造影吗？

> 47岁的李女士近一年来头晕、胸闷，最近1个月症状加重，被送到心内科住院，临床医生安排了左心声学造影检查。但李女士肾功能一直不太好，想到之前预约的增强CT医生告诉她肾功能不好不能做造影，所以当看到超声检查申请单上的造影两个字时，很是担心。

为了解开李女士心中的疑惑，让我们一起来认识一下左心声学造影剂吧！

一、左心声学造影检查的造影剂是什么？

左心声学造影检查多数使用的造影剂是六氟化硫微泡，它是一种直径小于人体红细胞的微泡（< 10 μm），可以通过肺循环进入左心系统，进而对左心腔及心肌血流灌注进行更加清晰的显示，具有安全、实时、无辐射、可重复的特点。

二、肾功能不好的人也可以做这项检查吗？

六氟化硫微泡在体内的代谢过程简单，其通过静脉注入体内后，随着血液循环到达心脏，完成显像后，造影剂微泡会逐渐破裂并随呼吸通过肺部排出体外，无肝肾及心脏毒性作用，如图 17-1 所示。因此，肾功能不好的患者是可以做这个检查的。

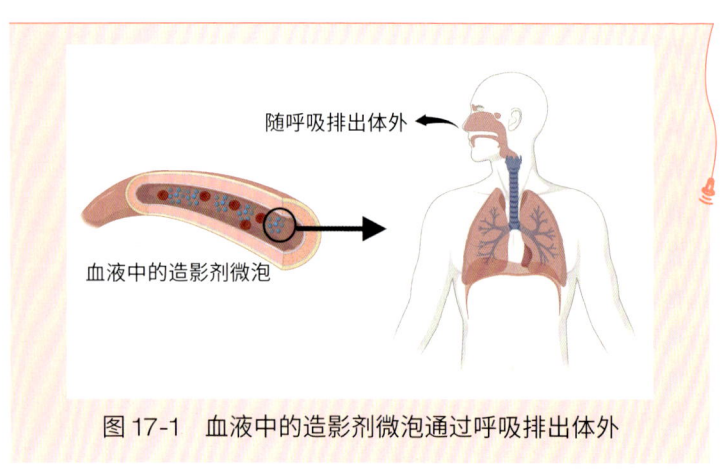

图 17-1 血液中的造影剂微泡通过呼吸排出体外

三、使用左心声学造影剂的不良反应主要有哪些？

在正确使用和监测下，左心声学造影剂六氟化硫微泡的风险相对较低，其不良反应主要包括：过敏反应，如皮肤瘙痒、皮疹、荨麻疹等；短暂性呼吸困难；头痛、头晕、心悸、恶心；注射部位疼痛等，如图 17-2 所示。

四、使用左心声学造影剂还有哪些注意事项？

对于孕妇、哺乳期妇女和儿童等特殊人群，使用六氟化硫微泡行左心声学造影检查前应咨询医生意见，确保检查的安全性。

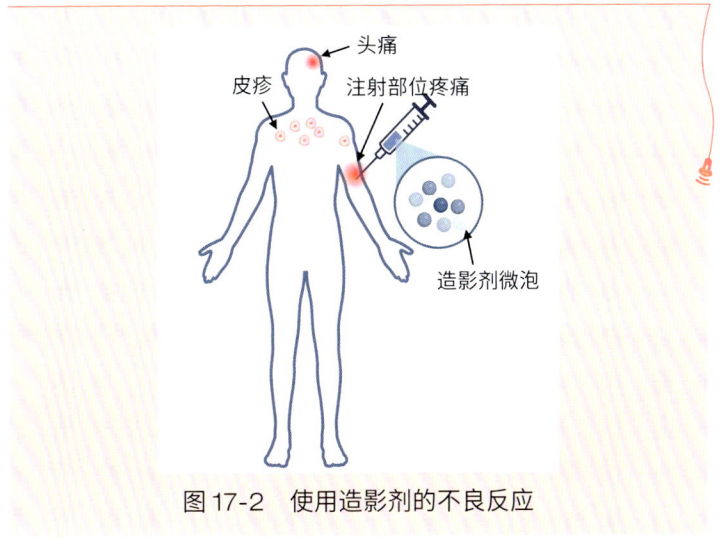

图 17-2　使用造影剂的不良反应

（撰写：陈金玲　梅丹娥；绘图：梅丹娥）

十八问 超声医生"偏心"?

朋友们,你们有没有遇到过这样的场景:在医院做超声检查时,发现前一个患者的检查时间好像比自己长很多,心里不禁嘀咕:"超声医生对我'偏心'了吗?"别急,今天咱们就来聊聊这个话题。

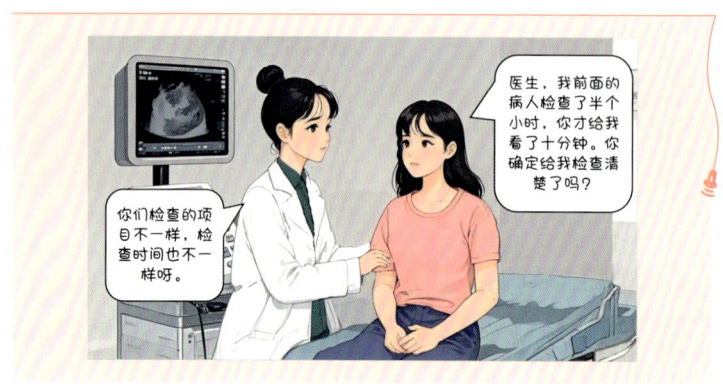

首先,咱们得明白,超声检查可不是"流水线作业",每个患者的病情都是不相同的,有的简单,有的复杂。好比做一个汉堡与一顿豪华套餐,工作时间肯定不一样!

其次,再来说说检查对象的配合程度。一般成年人,在检查床上就像被施了魔法,一动不动,医生操作起来得心应手。但如果前一位检查对象是小孩,保不齐检查过程中手脚乱动,医生还得一边安抚一边耐心检查,时间自然就长了。

另外，医生的经验和设备的先进程度也是关键因素。经验丰富的医生，就像武侠小说里的大侠，一眼就能看出"门道"，检查起来自然眼疾手快。而先进的超声设备，就像给医生配了一副超级眼镜，看得更清、更准，检查时间也就缩短了。

当然啦，有时候医生也会根据患者的具体情况，调整检查策略。比如，发现某个部位有点"可疑"，医生也会多花点时间，仔细瞧瞧，确保诊断万无一失。

最后，咱们得相信医生的专业性。他们都是经过严格培训和考核的，每一次检查都是认真负责的。如果您对检查结果有任何疑问或担忧，不妨直接跟医生聊聊，他们会很乐意解答的。

所以，下次再做超声检查时，如果发现自己的检查时间比上一个患者短，可别急着下结论说医生"偏心"哦，医生可能正在用他们的专业知识和丰富经验，为您量身定制检查方案呢！

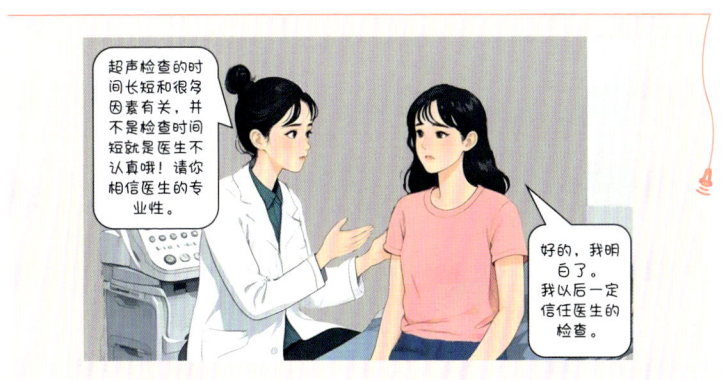

这次科普就到这里啦!希望以后大家再做超声检查时,能更加放松、愉快地配合医生,一起守护我们的健康!

(撰写:周畅 王阳 张琪;绘图:王阳)

认识篇

十九问 做心脏超声检查时为什么会胸痛？

在心脏超声检查过程中，医生轻巧地操作探头在患者胸前来回移动，看起来简单又无创。但有些小伙伴在检查时会出现胸口酸痛的感觉，这种体验就像心脏也在"闹脾气"一样。那么，心脏超声到底对胸口做了什么，让它有了"情绪"呢？今天，我们一起来揭秘！

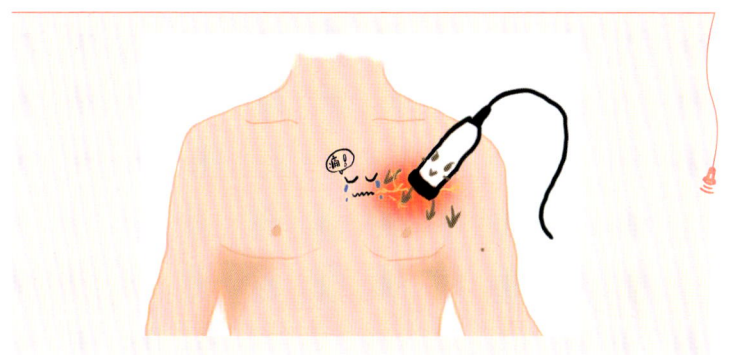

一、为什么是探头"推推推"惹的祸？

在进行心脏超声检查时，为了让超声图像更清晰，医生需要适当施加力度，将超声探头紧贴患者的胸壁。这时，探头的压力直接作用于胸骨和肋骨上，可能引起胸口不适或疼痛。特别是平时对压迫感比较敏感的人，这种轻微的"推推推"就可能让胸口开始抗议。

二、心脏本身的"情绪"在作怪是指什么？

心脏周围的神经网络非常丰富，一些人因为本身患有心脏相关的疾病，比如冠心病、心肌炎等，导致心脏周围的神经变得更加敏感。在检查过程中，探头的按压或微小的振动可能刺激到这些敏感的神经，让胸口有些疼痛。这就像是心脏对外来的"探视"有些不高兴，也会让人觉得胸口"有情绪"。

三、配合检查，肋间肌肉为什么也在"发牢骚"？

在某些情况下，医生可能会指导患者屏气或深呼吸，以帮助观察心脏的特定结构。然而，频繁的深呼吸和屏气可能导致肋间肌肉的疲劳，产生酸痛感，就像是肋间肌肉在"抱怨"过度劳累一样。对于较少运动的人来说，这种酸痛的感觉可能更加明显。

四、为什么会紧张和焦虑：胸口的心理作用？

尽管心脏超声检查是一项无创的检查，但心脏本身的特殊地位往往让很多人在检查时不自觉地紧张。加上对胸口按压的不适应，这种紧张情绪可能会被放大。紧张情绪会让胸部和背部的肌肉无意识地紧绷，从而造成酸痛或不适。放松下来，或许就会感觉好很多。

五、如何减轻心脏超声检查中的不适？

如果在心脏超声检查过程中感到胸口有些酸痛，别担心，这种情况通常是暂时的。以下几个小技巧可以帮助您缓解不适。

（1）放松心情：在检查前尽量保持平静，避免过度紧张或焦虑。

（2）与医生沟通：如果感到不适或疼痛，可以及时告知医生，以便医生调整探头的位置或按压力度。

（3）配合呼吸：在检查过程中按照医生的指示进行呼吸调整，避免肌肉过度紧张。

健康小贴士

心脏超声检查引起的胸痛通常是暂时的，不必过于担心。请放心与医生沟通，顺利完成检查。如果你发现自己特别在意这些"微小的不适"，可以尝试给自己一些积极的心理暗示：只是心脏和胸口的一点"小脾气"，很快就会烟消云散！

（撰写：孙阳；绘图：权园婷）

二十问 经食管超声心动图检查安全吗？

"像做胃镜一样？那么粗的管子要插到我的食管里面？会把我的食管戳穿吗？会把病传染给我吗……"提及要进行经食管超声心动图检查，许多患者可能心生忧虑，脑海中浮现出粗大的管子穿过食管的画面。

针对这些普遍性的疑虑，我们先来了解一下经食管超声心动图检查的真正用途。它是为进一步精细地观察心脏结构以补充经胸超声心动图检查时的不足，检查时将一根软管插入食管内，直达心脏的后方，近距离地扫描心脏，从而更清晰地显示心脏结构（图 20-1）。

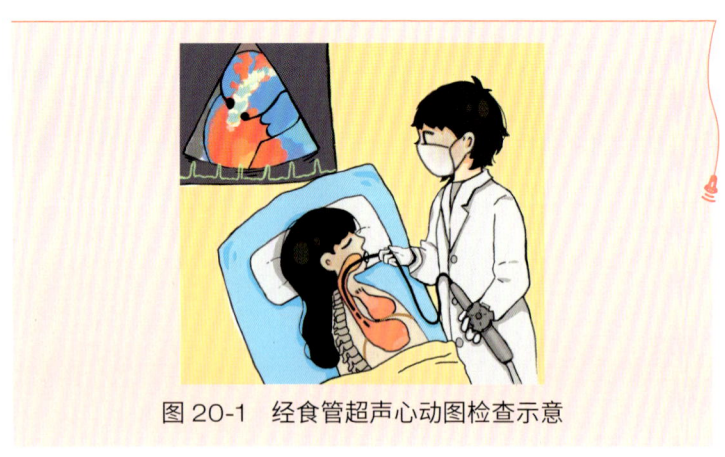

图 20-1 经食管超声心动图检查示意

关于大家担心的安全问题，请放心，经食管超声心动图其实是一种非常安全的"贴心"检查方法,患者的担忧,也是医生关注的焦点。医疗的安全性,永远都是医生首要的考虑,因此医生会在检查的每个环节采取严格措施,确保患者的安全。下面我将针对大家普遍关注的问题进行详细解答。

一、经食管超声心动图检查会传染疾病吗?

这种检查的原则是"一人一探头",每个患者使用前及使用后都会进行严格的消毒程序,并不会发生交叉感染。

二、经食管超声心动图检查会戳穿"喉咙"吗?

在检查前医生会对患者进行严格的评估,对于食管损伤、食管肿瘤、肝脏疾病引起的食管胃底静脉曲张及严重心肺疾病等禁忌证的患者是禁止做这项检查的。对于适合做这项检查的患者,整个检查都是由经验丰富的医生来进行操作,完成过程快速而准确,将潜在风险降到最低。

三、经食管超声心动图检查会窒息吗?

只要患者检查前严格遵医嘱空腹 6 ~ 8 小时,不要进食任何食物和水,就可以有效预防经食管超声心动图检查产生呕吐,避免引起气管及肺的误吸甚至窒息。

四、经食管超声心动图检查会把牙齿弄坏吗?

医生在检查前都会核对患者是否戴了活动性假牙,如果戴了则需要取出。如果患者有松动或不稳定的牙齿,也是检查的禁忌证。检查中会提前让患者含上咬口器,所以不会损坏正常的牙齿，并且还能预防咬伤舌头。

五、经食管超声心动图检查后可以吃东西吗？

检查后至少 4 小时不能进食任何食物和饮水。这是因为经食管超声心动图检查需要局部麻醉喉咙，麻醉药的代谢至少需要 4 小时，如果过早进食会引起吞咽困难，导致误吸和窒息。因此，请患者耐心等待，确保安全后再恢复饮食。

六、无痛经食管超声心动图检查的安全性怎么样呢？

对于一些担心插管不适的患者，无痛经食管超声心动图检查是一个可选方案。无痛经食管超声心动图检查需要麻醉，而任何麻醉都是有风险的，最常见的不良反应就是血压下降、呼吸困难等，但是对于大多数人来说，都是比较安全的，当然术前都是需要麻醉医生进行安全评估的。

您还在担心经食管超声心动图检查的安全性吗？我们相信在医患双方的共同配合下，经食管超声心动图是一种"贴心"又安心的检查方法。

（撰写：李银珍；绘图：张蕾）

认识篇

二十一问 此造影非彼造影——我刚做了心脏造影怎么又要做造影？

> 三天前，刘大爷突发胸痛、胸闷，紧急入院后做了冠状动脉造影和支架手术。术后不久，医生又递给他一张心脏超声造影检查的申请单，刘大爷对此很是不解："我明明刚做过冠状动脉造影，怎么今天又要我做心脏超声造影呢？"

一、冠状动脉造影和心脏超声造影有何区别，各自的检查内容及适应证是什么？

人体的心脏好比一个"两间两层"的房子，具备完善的"供水管道"——冠状动脉血管、"电路系统"——心电传导系统、"门窗"——半月瓣及房室瓣及"墙壁"——心房壁、心室壁、房间隔、室间隔。

冠状动脉造影检查主要是为了观察"供水管道"是否存在变异、狭窄、狭窄部位及程度，检查过程中通过向冠状动脉内注射含碘造影剂，利用X线对冠状动脉成像，可以直观观察其病变情况，是诊断冠心病的"金标准"。这项检查适用于不明原因的胸痛、胸闷、心肌酶或心电图异常的患者，以寻找确切病因。

心脏超声造影则是通过外周静脉向心腔内注入超声造影

剂，利用超声技术观察心脏"墙壁""门窗"结构及功能的检查方法。根据造影剂进入心脏系统的不同，又可分为右心声学造影、左心声学造影。其中左心声学造影主要用于评估左心室功能和心肌灌注情况；右心声学造影则有助于诊断先天性心脏病和卵圆孔未闭等疾病。

通过冠状动脉造影及心脏超声造影这两项检查可以对心脏这座"房子"的各类结构做出更加全面的评估，有助于患者后续的诊断及治疗，如图21-1所示。

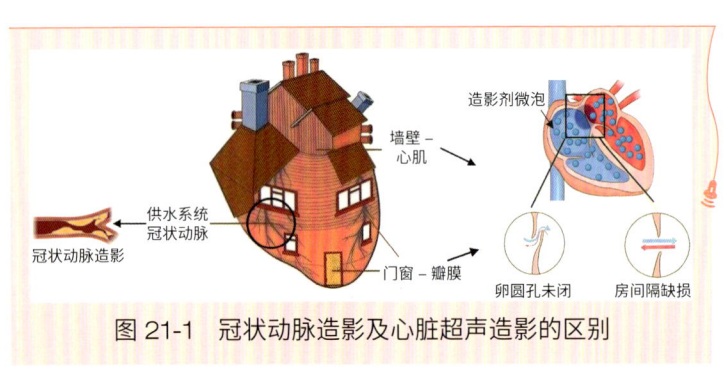

图21-1　冠状动脉造影及心脏超声造影的区别

刘大爷了解情况后对于为什么今天需要再做一次造影表示理解，但仍然对心脏超声造影半信半疑：医生，您刚说心脏超声造影包括左心声学造影和右心声学造影，这两者又有什么区别，我这种情况为什么要选择左心声学造影呢？我们现在来解答刘大爷的第二个疑惑。

二、左心声学造影与右心声学造影的适应证分别是什么？

左心声学造影主要用于观察心脏的"墙壁"结构及功能，

根据检查目的不同又可以分为左心腔声学造影及心肌声学造影。通过声学造影剂的对比作用可以增加心内膜边界显影、观察心肌组织或异常结构的血流灌注、评估左室容量和射血分数，因此左心声学造影主要用于左室容量和左室射血分数的定量评价、心肌厚度的准确识别、血栓及心腔占位的鉴别、室壁瘤的诊断及鉴别、心肌微循环的评估等。

心脏这座"房子"如果在交工时，墙壁缺失一块或者左、右心房之间的"墙壁"存在缝隙，则会导致一些先天性心脏病或者卵圆孔未闭。卵圆孔未闭与部分患者的缺血性脑卒中、偏头痛等疾病有关。因此右心声学造影主要用于诊断或排除肺内或心内右向左分流的相关疾病，如卵圆孔未闭、房间隔缺损、肺动静脉瘘等。

听完解答，刘大爷恍然大悟，原来此造影非彼造影，名称中带有同样字眼的检查其实有着完全不同的检查目的和方法，这次的心脏超声造影检查主要为了了解自己冠状动脉支架术后心肌微循环情况，于是积极配合医生进行了后续检查。

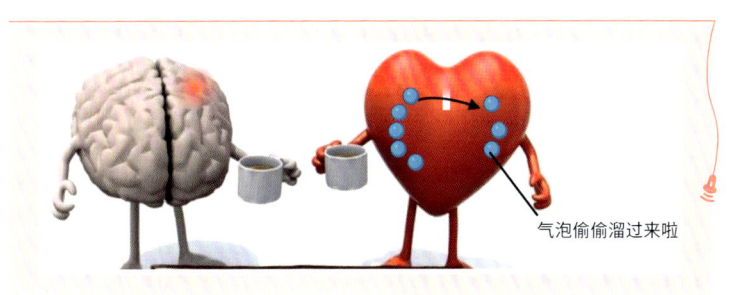

气泡偷偷溜过来啦

（撰写：陈金玲　梅丹娥；绘图：梅丹娥）

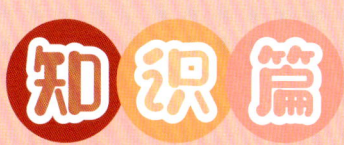
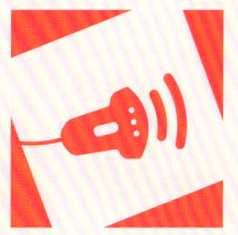

二十二问 知否知否，应是心肌肥瘦——聊聊心肌肥厚那些事

古有"环肥燕瘦"，今有"一胖毁所有"。在这个以瘦为美的时代，大家对胖的敏感程度异乎寻常。当然，对美好形体的追求不仅是满足审美的需要，还是身体健康的需要。世界卫生组织将5月11日确定为世界防治肥胖日，大家对身体肥胖的重视程度可见一斑。

你们可知道，除了身体有不可承受之重，我们的心脏也是会肥胖的（图22-1）。接下来我们就来聊聊心肌肥厚那些事。

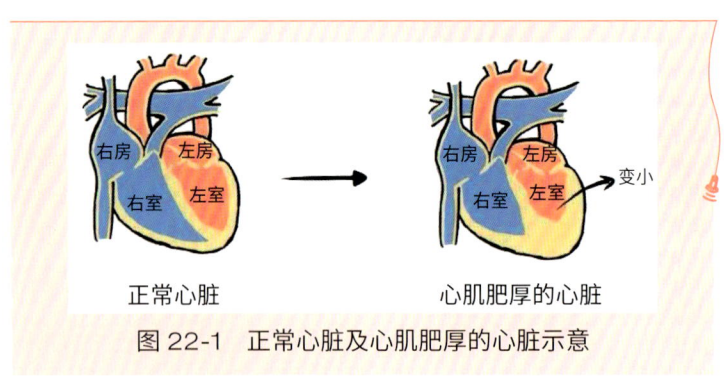

图22-1 正常心脏及心肌肥厚的心脏示意

一、什么是心肌肥厚？

心肌肥厚是一种心脏肌肉增厚的情况，通常是心脏某一部分肌肉壁厚度增加。这种情况可能是心脏肌肉细胞增大

（细胞肥大）或心脏肌肉细胞数量增加（细胞增多）引起的。心肌肥厚可以是一种正常的生理反应，比如在运动员或经过训练的人中，心脏肌肉会为了适应增加的工作量而变得更强壮。然而，它也可以是多种心脏疾病的一种病理状态。

二、心肌肥厚就是肥厚型心肌病吗？

心肌肥厚的原因可以有很多，但并不是所有的心肌肥厚都叫肥厚型心肌病。就像不是所有的肥胖，都是肥胖症！

（1）心肌肥厚可以继发于后负荷增加的心脏疾患，最常见的就是高血压。高血压人群，血压长期处于升高状态，心室做功较多，心肌总量增加，收缩力加强，使心脏得以维持正常的血液循环。同样，主动脉瓣狭窄、主动脉弓缩窄等疾病也是导致左心室心肌肥厚的病因。这类不是由心肌本身的问题引起的心肌肥厚，通过积极改善后负荷有可能逆转左心室壁的肥厚程度。

（2）肥厚型心肌病是一种以心肌肥厚为特征的心肌疾病，需要排除其他疾病导致的左心室肥厚。其典型的病理变化是左心室心肌肥厚，心肌细胞肥大及排列方向紊乱。它是最常见的遗传性心肌病，其患病率约为 1/500～1/200，是青少年和运动员猝死最常见的原因之一。肥厚型心肌病与继发性心肌肥厚预后完全不同，肥厚型心肌病具有遗传特性，因此早期诊断、早期治疗的意义重大。

三、那么肥厚型心肌病靠什么诊断呢？

不同于人的胖瘦一眼可见，心肌的肥厚需要通过影像学辅助诊断方法进行检查。超声心动图是肥厚型心肌病的主要检查手段，用于诊断及鉴别诊断。检查要点包括：室壁的厚度、室壁增厚的节段、左室流出道有无梗阻及梗阻程度、二尖瓣及乳头肌的评估、左室收缩及舒张功能的评价。

我们都知道身体肥胖是可以匀称，也可以不匀称的，可以上身胖、中间胖、下身胖。如同人的肥胖一样，心脏的肥厚也可以发生在不同的部位。《中国成人肥厚型心肌病诊断与治疗指南 2023》中根据心肌肥厚的部位对肥厚型心肌病进行分类，分为心室间隔肥厚、心尖部肥厚、左室弥漫性肥厚、双心室壁肥厚、孤立性乳头肌肥厚（图 22-2）。这些不同的肥厚模式也都可以被超声心动图清晰地显示出来。

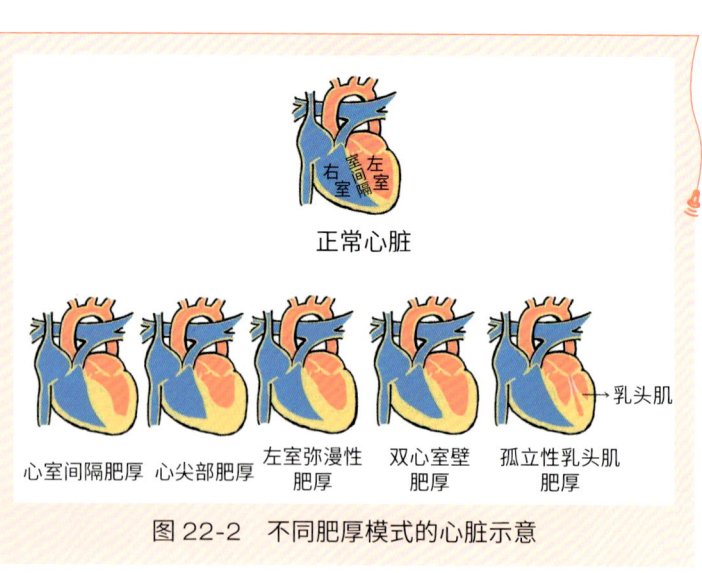

图 22-2　不同肥厚模式的心脏示意

知否知否？身体胖不胖，体重秤一称便知；心肌肥不肥，超声心动图一探便知。

（撰写：章子铭　张丽；绘图：权园婷　许广宇　胡雪琳）

二十三问 肥厚型心肌病的三大致命信号，你中了几个？

在大学校园里，活力满满的大一新生小张，于篮球赛中突然晕倒，着实给大家吓出一身冷汗。幸好及时送往医院，超声心动图显示左室壁增厚，提示肥厚型心肌病，这一结果让众人困惑不已。原本健康的小张为何突然患上"心脏病"？肥厚型心肌病究竟是什么？又为何能让年轻小伙瞬间倒地？让我们一起来揭开它的神秘面纱。

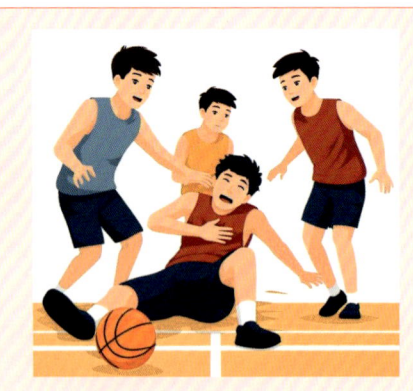

一、被忽视的"隐形杀手"：什么是肥厚型心肌病？

肥厚型心肌病犹如心脏里的一堵"厚墙"，是一种主要由基因决定且家族遗传的原发性心肌病，其突出表现为心室壁（多为左心室壁）异常增厚。若把心脏比作房子，心室壁就是墙壁，增厚的"墙壁"会使房子空间变小，限制血液流动，最终影响心脏正常工作。

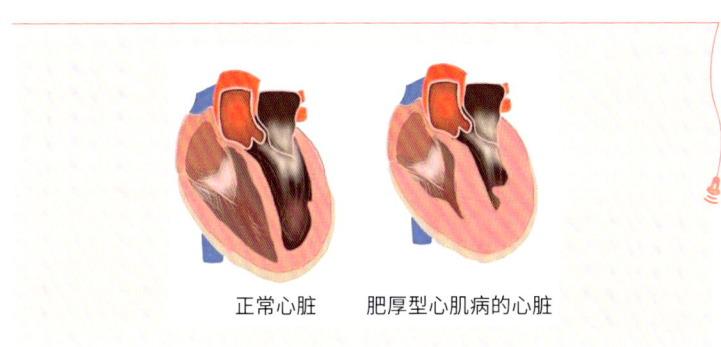

正常心脏　　肥厚型心肌病的心脏

二、三大致命信号：这些症状可能是心脏在求救呢！

1. 运动中的"异常警报"

突发性晕厥：剧烈运动时出现眼前发黑、短暂意识丧失。

胸闷窒息感：爬楼梯、快走时胸口像压着重物，伴随冷汗。

反常疲劳：同龄人轻松完成的运动量，自己却气喘如牛。

2. 日常生活中的"危险信号灯"

夜间阵发性呼吸困难：平躺时感觉憋气，需要垫高枕头。

心律失常：心悸、心跳漏拍感（早搏）或心跳加速（室速）。

下肢水肿：脚踝肿胀且按压后凹陷不立即回弹。

3. 最凶险的"无声突袭"

约 5% 的患者首次表现即为猝死，多发生在剧烈运动、情绪激动时。尸检数据显示，35 岁以下猝死者中，肥厚型心肌病占比高达 36%。

三、预防三部曲：如何实现从基因到生活的全方位防护？

1. 基因层面的"未病先防"

家族基因筛查：*MYH7*、*MYBPC3* 等致病基因检测。

生育干预：通过第三代试管婴儿技术阻断遗传（成功率 > 70%）。

2. 确诊患者的"生存指南"

运动禁令：避免竞技性运动，推荐散步、太极（心率控制在 < 70% 最大预测值）。

用药方案：β- 受体阻滞剂（如美托洛尔）可降低流出道压差。

终极武器：植入 ICD 除颤器（可将猝死风险从每年的 6% 降至 1%）。

3. 全民适用的"护心法则"

饮食控制：每日盐摄入 < 5 g，多补充辅酶 Q_{10}（如沙丁鱼、花生）。

压力管理：练习 4-7-8 呼吸法（吸气 4 秒→屏息 7 秒→呼气 8 秒）。

监测预警：智能手环监测静息心率（持续 > 100 次/分需警惕）。

知识篇

　　肥厚型心肌病就像心脏里埋藏的"不定时炸弹",但早期发现、科学管理完全能将其"拆解"。一次心脏超声检查、一份家族病史追溯、一种健康生活习惯,可能就是改写生命剧本的关键。

（撰写：任建丽　苏蕾；绘图：苏蕾）

二十四问 你所不知道的"心脏增厚的秘密"——肥厚型心肌病

小李是一名刚毕业的大学生,参加入职体检,心电图提示:ST Ⅰ Ⅱ Ⅲ aVF aVL V4-V6 下移 0.10～0.30 mV,T Ⅰ Ⅱ Ⅲ aVF V4-V6 倒置双向。为进一步诊断,他来到超声科做心脏超声检查。

医生:"您为什么要做超声检查?"

小李:"我体检的时候心电图显示异常。"

医生:"超声提示您可能患有肥厚型心肌病。"

那么,什么是肥厚型心肌病呢?其病理生理表现是什么?如何诊断和分型?有哪些治疗方法?

一、肥厚型心肌病的定义是什么?

肥厚型心肌病是最常见的常染色体显性遗传病,是由于编码肌小节相关蛋白基因致病性变异导致的,或病因不明的以心肌肥厚为特征的心肌病,排除其他的心血管疾病(如高血压、主动脉瓣狭窄等)。

二、病理生理表现是什么?

肥厚型心肌病在解剖形态上主要表现为心脏重量增加、心室壁增厚、左心室腔通常变小,左心房扩大,部分患者可出现左心室流出道梗阻。

主要病理生理特征包含：心肌肥厚（图24-1）、左心室流出道和左心室腔内梗阻、二尖瓣收缩期前向运动和二尖瓣反流、心肌缺血、心室舒张功能减退、心室收缩功能障碍，以及自主神经功能障碍。

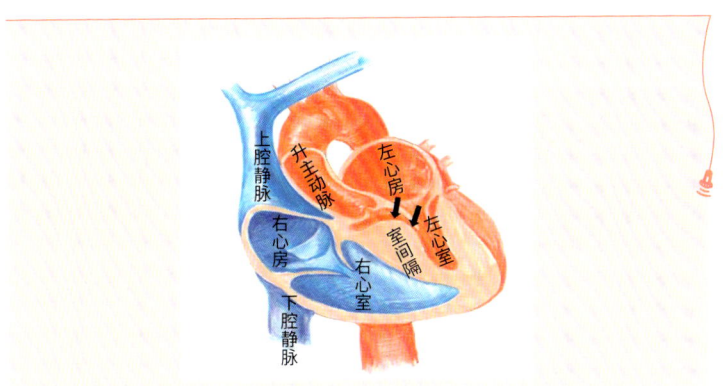

图24-1 肥厚型心肌病示意（黑色箭头为增厚的室间隔）

三、超声如何诊断和分型？

1. 诊断

（1）成人：舒张末期室间隔或者心室壁厚度≥15 mm时，此时排除患者主动脉瓣狭窄、高血压或其他代谢性疾病，可确诊；当有肥厚型心肌病家族病史或者携带致病基因时，舒张末期室间隔或者心室壁厚度≥13 mm时，可确诊。

（2）儿童：通过矫正的参数Z值［Z值=（儿童室间隔测量数据−参考标准的中位数）/参考标准的标准差］来评估，当Z值＞2.5时，无症状且没有家族史的儿童，可确诊；

有明确家族史或携带致病基因的儿童，Z值＞2时，可确诊。

2. 分型

室间隔和二尖瓣之间有一个血流流出的"通路"，叫左室流出道，正常情况下这个通路较宽，血流可自由流出。当心肌肥厚时，肥厚的心肌突入左心室流出道，以及收缩期二尖瓣前移（图24-2），共同造成流出道的阻塞，并在其上下方产生压力阶差，超声可以测量出压力阶差并据此分型，从而指导患者治疗。

（1）非梗阻性肥厚型心肌病：静息时或激发后压力阶差峰值均＜30 mmHg。

（2）梗阻性肥厚型心肌病：静息梗阻指静息时压力阶差峰值≥30 mmHg；隐匿梗阻性指静息时压力阶差峰值＜30 mmHg，而激发后压力阶差峰值≥30 mmHg。

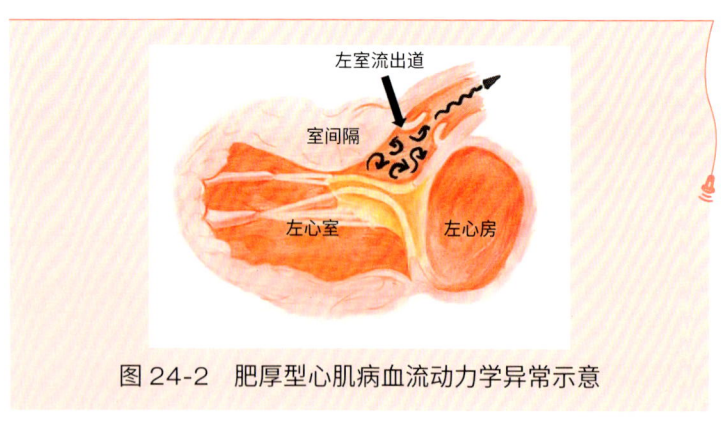

图24-2 肥厚型心肌病血流动力学异常示意

四、如何治疗？

（1）对于无症状的非梗阻性患者，建议临床观察和随访，必要时可选择药物治疗。对于有症状的非梗阻性患者，如胸痛、胸闷等，需排除合并冠心病的可能，对于合并心力衰竭和心律失常等的患者，需考虑合并疾病，进行个体化治疗。

（2）梗阻性肥厚型心肌病的主要治疗目标是缓解症状，可选用药物治疗，药物耐受性差或无法缓解症状时可选择手术治疗。传统手术包括外科室间隔心肌切除术（Morrow术）和酒精室间隔消融术等。近几年以肌球蛋白抑制剂Mavacamten为代表的新兴药物治疗，以及超声引导下经皮心肌内室间隔射频消融术（Liwen术式）等新技术的出现，为肥厚型心肌病的治疗提供了新的选择。

（撰写：刘丽文　雷常慧；绘图：刘丽文　雷常慧）

二十五问 扩张型心肌病——心脏变大了怎么办?

周一早上张大夫的门诊来了一位35岁的男性患者。

"大夫,我是从1000多公里远的地方奔着您来的。"患者的声音中带着急切和一丝沮丧,"我心脏大,心力衰竭,已经住过两次院了。"

"别着急",张大夫一边翻阅着厚厚的住院病历,一边温和地询问患者的现状。10分钟后,张大夫对患者说:"诊断比较明确,是扩张型心肌病,简称扩心病引起的心力衰竭。你的左心室很大,泵血功能的重要指标——射血分数明显下降,只有26%,正常应该在52%以上。"

患者变得有些不安:"那我怎么会得这个病呢?"

张大夫解释道:"扩心病是心脏肌肉的疾病,病因很多。一类是遗传性的,与基因变异有关;另一类是非遗传性的,可因心肌炎、长期大量饮酒等多种原因引起。这些病因可导致心脏像缺乏弹性的皮球一样,变得又大又没有弹性(图25-1)。"

患者插话道:"我们那边的大夫说我有冠心病。"

张大夫耐心解释:"是这样的,你的心脏血管冠状动脉只有一支血管远端有60%左右的狭窄,虽然可诊断为冠心病,但不是你心脏扩大和功能减低的原因。诊断扩心病前需要排除其他可能引起心脏扩大且功能降低的原因,你没有高血压,心脏彩超也排除了瓣膜病和先天性心脏病。由于你5年前得过流感和心肌炎，扩心病可能是病毒性心肌炎长期发展的结果。但因为你父亲50多岁就去世了，你最好做一下基因检测，但医院目前没有开展此项检查。如果你愿意，我们可以通过一个国家公益基金项目，免费进行检查。"

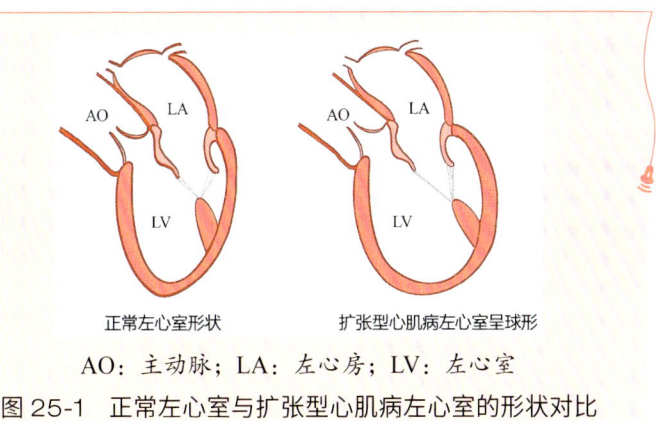

AO：主动脉；LA：左心房；LV：左心室

图 25-1　正常左心室与扩张型心肌病左心室的形状对比

"行，我做！"患者欣然同意。

"看一下你目前在吃什么药。"张大夫接过患者妻子手中的一大袋药品，仔细查看。然后对夫妇俩说："药很全，但还缺一种新药，它原本是糖尿病用药，后来发现对心力衰竭也非常有效。"

"请您给我开上吧！"患者的眼中闪烁着希望的光芒。

"好的。提醒一下，没有特殊情况的话，这些药需要终身服用。"

患者连连点头，却又有些忐忑地问道："大夫，那我还能好吗？"

张大夫略微迟疑,然后鼓励道:"只要你按时吃药,定期复诊,调整治疗方案,这些药可以改善你的心力衰竭症状,减少住院次数,延长寿命。很多患者都能活得很好。磁共振成像显示你的心脏有瘢痕,但面积不大,治疗效果估计会比较好。"

张大夫接着详细地嘱咐了关于运动、监测体重、血压、心率及饮食的注意事项。

"明白了。"患者认真地记下医生的嘱咐。

从那以后,患者在张大夫的门诊定期随访,其心脏大小和功能明显改善,心中的阳光也逐渐驱散了疾病的阴霾。

(撰写:方理刚;绘图:李诗莹)

二十六问 被施了"紧箍咒"的心脏——原发性限制性心肌病

李先生发现他原本健康的身体出了一些状况,近期总是感觉头晕、乏力、呼吸困难,稍微走几步路,就像刚跑完马拉松一样气喘吁吁,就像是一个电力不足的机器人。

后来,晚上睡觉都不能平躺着,就感觉心脏像压了一块石头一样,憋闷得难受。

最近,腿开始肿了起来,一按就是一个坑,很久都不能恢复,腹部也变得胀胀的,越来越大。

来到医院,经过各种检查,被医生告知得了限制性心肌病。

说起原发性限制性心肌病,大家会觉得很陌生,得了这种疾病,就像是给心脏施了"紧箍咒"一般,严重威胁患者的生命安全。

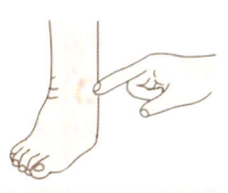
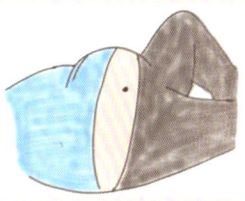

一、那么，大家一定会问，什么是限制性心肌病呢？

心脏就像是一个弹性水泵，心肌组织规律的收缩和舒张是人体血液循环的动力源，舒张能够容纳静脉回流的血液，收缩又能有力地将血液泵向全身；而限制性心肌病患者的心肌变得僵硬没有弹性，就像是被"紧箍咒"束缚住，舒张严重受损，让血液无法回流到心脏。

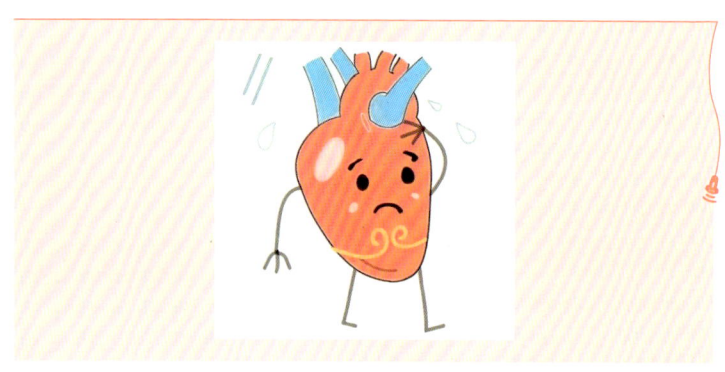

二、是什么原因导致心脏像被施了"紧箍咒"一样？

这是一个复杂的问题，一部分是原发性的，病因不明，可能与遗传因素密切相关，某些基因突变让心肌细胞结构和功能发生变化，导致心肌纤维变性；另一部分是继发性的，由其他疾病或因素引发，如像淀粉样变性（异常物质在心肌内沉积）、结节病（炎症反应导致心肌形成肉芽肿）、心内膜纤维化等。

三、我们可以做哪些检查，帮助诊断限制性心肌病呢？

需要进行心脏超声、心电图、心导管等检查。心脏超声可以观察心脏结构和功能的变化，比如心室壁增厚、心室腔变小、心房变大等；心电图用于发现心律失常；心导管检查可以测量心脏内压力。必要时需行心肌活检来确定病因。

四、如果得了限制性心肌病，该怎样进行治疗呢？

目前尚无完全根治的办法，但可以应用利尿剂，帮助患者排出体内多余的水分，减轻水肿和心脏负担。有房颤等心律失常的患者可以应用抗心律失常药物来维持心脏节律稳定，有血栓形成风险的患者还需应用抗凝药物。患者要注意休息，低盐低水饮食，这样可以缓解症状。病情严重的患者，可以考虑心脏移植，这是最后的治疗手段，但因为供体心脏来源有限，实施起来具有一定难度。

健康小贴士

如果我们在生活中发现自己或者身边的人有不明原因的呼吸困难、水肿等症状，应及时就医，进行全面检查。早期诊断和适当治疗可以在一定程度上延缓病情的发展，提高患者生活质量，让心脏尽可能摆脱这道"紧箍咒"的束缚，维持身体的正常运转。

我们应关注限制性心肌病，提高对它的认识和警惕，为心脏健康保驾护航。

（撰写：刘丽文　马慧；绘图：刘丽文　马慧）

二十七问 心律失常，会是心肌病吗？

"医生，我最近总是头晕、胸闷，做了心电图和心脏彩超之后，又建议我做心脏核磁，结果提示为'致心律失常性心肌病'，这是什么病？到底是心律失常还是心肌病？"

"通常，我们认为心律失常和心肌病是两种疾病，然而有一种疾病是以心律失常为突出表现的心肌病，今天我们就来了解一下这种'致心律失常性心肌病'。"

一、什么是致心律失常性心肌病？

致心律失常性心肌病这个名字听起来是不是有点陌生？但可别小瞧它，它就像一个小怪兽，可能会给咱们的心脏带来大麻烦！

致心律失常性心肌病是什么？简单来说，就是以心律失常为突出表现的心肌病，主要是心肌细胞被脂肪和纤维组织替代，引起心室结构和功能异常。想想看，心室的收缩舒张离不开心肌细胞这样的力量型选手，现在被脂肪和纤维组织给"替代"了，心脏还能正常工作吗？当然不能！时间一长，由于脂肪和纤维组织受不了强负荷的工作，心脏就可能会变大甚至罢工!

致心律失常性心肌病还像一个神秘的家族"魔咒",它是常染色体显性遗传病,该病最常见的类型为致心律失常性右心室心肌病(图27-1),发病率较低,约为0.02%~0.05%,好发于20~40岁的人群。

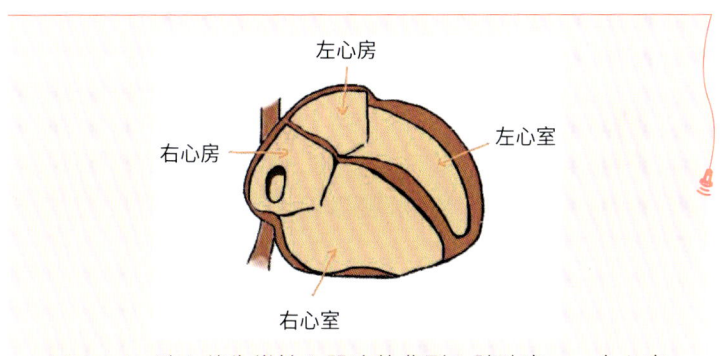

图 27-1 致心律失常性心肌病的典型心脏改变——右心室扩大示意

二、致心律失常性右心室心肌病有哪些症状?

致心律失常性右心室心肌病临床表现差异大,当出现心电图改变(如T波倒置、QRS波增宽、室性早搏和室性心动过速伴左束支传导阻滞)时,患者可表现为心悸、乏力、心动过速,如果出现室速、室颤时,患者会出现头晕、晕厥、意识丧失甚至猝死;当出现心室扩大及心力衰竭时,患者可表现为胸闷、气喘、双下肢水肿、颈静脉怒张、胸腔积液、腹腔积液、肝脏增大、消化不良、腹胀等症状。

三、致心律失常性右心室心肌病的管理与治疗有哪些？

（1）家族筛查，并进行风险分层：所有高危亲属都应接受致心律失常性心肌病筛查，包括心电图和影像学检查，以确定心源性猝死的风险和植入式心律转复除颤器的需求。

（2）限制高强度运动：高强度运动会增加心律失常和心源性猝死的风险。

（3）药物治疗。

（4）手术治疗：手术治疗包括射频导管消融、植入式心律转复除颤器的植入、心脏移植。植入式心律转复除颤器是最有效的预防猝死的措施，用于心脏停搏、持续性室速、晕厥、左心室射血分数 ≤ 35% 的心脏性猝死高危的致心律失常性心肌病患者。终末期心力衰竭患者可能需要进行心脏移植。

（撰写：薛继平　康晓妍；绘图：康晓妍）

二十八问 孕妈不可忽视的一心二用——围生期心肌病

亲爱的孕妈们，相信初为人母的你此刻一定满怀期待又略感忐忑吧！沉浸在喜悦中的你是否感受到身体上一些微妙的变化呢？比如心跳加快、胸闷等。别太担心，这其实是你的身体为适应肚子里小宝宝的成长而发生的一些变化！

当你轻抚着日渐凸起的肚皮时，一定感受到了小宝宝每天都在努力地长大。为满足他（她）的需求，你的心脏需要更快地泵血来供应小宝宝和你所需的氧气与营养。此外，怀孕后体内雌激素、孕激素的波动，紧张、焦虑的情绪也会使心跳加快，甚至出现心脏跳动的节律异常（医学上统称为心律失常）。当然，这些情况随着分娩的结束都会逐渐恢复正常。但极少数孕妈会出现更为严重的症状，此时需警惕围生期心肌病的发生。

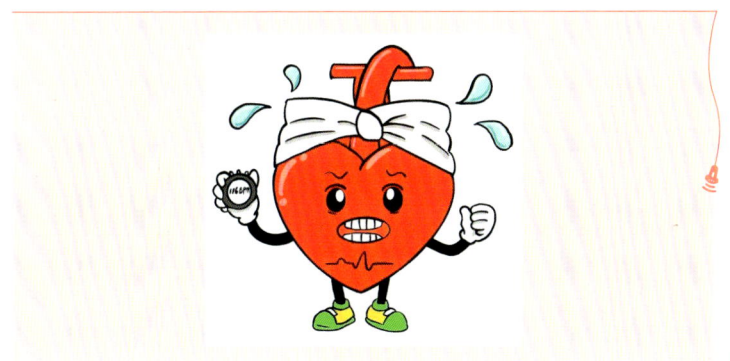

一、什么是围生期心肌病？

围生期心肌病指在妊娠晚期至分娩后数月内出现的心力衰竭，多数孕产妇会出现心脏扩大同时伴有心脏收缩功能减低的症状，且既往无其他心血管疾病病史。

二、围生期心肌病有哪些临床表现？

围生期心肌病会出现一系列以心力衰竭为主的临床表现，比如咳嗽、咯血、心悸、呼吸困难，严重者不能平躺，呼吸需采取坐位，咳出粉红色泡沫样痰、下肢水肿等。

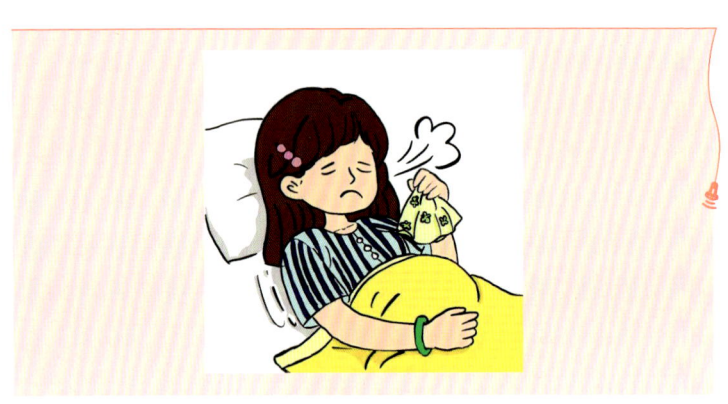

三、诊断围生期心肌病需要做哪些检查？

围生期心肌病的诊断主要依靠临床表现，结合实验室、心电图、心脏超声等检查结果综合诊断。心脏超声还有助于排除心脏其他疾病。因此，当出现上述类似心力衰竭等症状时，孕妈们应及时就医，以免病情加重。

四、围生期心肌病能够治愈吗？

目前绝大多数围生期心肌病都可治愈，一般在发病后的1~6个月内心脏的大小及射血功能可完全恢复正常。需要注意的是焦虑的情绪也会影响病情的恢复和胎儿的健康。因此，请孕妈们不必紧张焦虑，发现不适时应及时就诊，积极配合医生治疗。

五、患有围生期心肌病还能顺产吗？

罹患围生期心肌病对生产方式并无明确要求，如何选择需根据自身情况及胎儿安全综合考虑。心功能较稳定、无剖宫产指征的患者，优先选择顺产；如经过积极治疗心力衰竭症状仍有加重或危及胎儿时，应紧急处理，尽量选择剖宫产，以减轻心脏负担。

六、患有围生期心肌病的女性还可以再次怀孕吗？

多胎多产、高龄产妇是围生期心肌病的主要危险因素之一，因此不建议再受孕。如再次怀孕意愿较强，建议心脏超声检查提示心脏射血功能完全恢复，且停药后6个月心功能无明显恶化后再受孕，不过仍有较高的复发风险，需定期进行心功能的检查，不适时需立刻就医。

（撰写：余蕾　杨欣月　张梦菲；绘图：杨欣月　张梦菲）

二十九问 唯有母爱——围生期心肌病

在给晓珂做心脏彩超检查时,第一眼看到的是左心大,第二眼看到的是左心功能很差,第三眼看到的是左心室的血栓。

拿过申请单再次认真地看了下:30岁,呼吸困难查因。这么年轻为什么会出现这种情况?

"你有什么不舒服?什么时候开始出现的?"

"有时候会有胸闷,呼吸困难,会感觉喘不上来气,大概有三个月了吧。"

"之前去看过吗?有没有做过相关检查?"

"没有,我一个人带宝宝没空,之前也不是特别难受,就没看过。"

听到"宝宝"二字,我脑海中闪过几个字:难道是围生期心肌病?

"宝宝多大?"

"宝宝三个月,怀孕之前做过检查,心脏正常。医生,我现在有问题吗?严重吗?"

怀孕之前正常,生宝宝后开始出现不适,临床症状加上心脏超声的表现,更加肯定了我的推断:围生期心肌病。

围生期心肌病又称为围产期心肌病,是既往无心脏病史,在妊娠晚期至产后几个月内发生的心功能降低、心力衰竭、可伴有心脏扩大的心脏病。目前病因和病理生理学机制尚未

知识篇

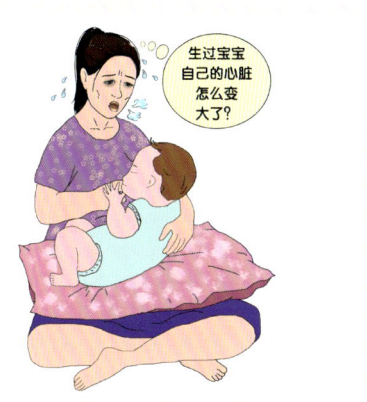

阐明，发病与多种因素有关，可能与病毒感染、自体免疫反应、高血压、炎症等有关。临床表现与起病方式复杂多样，大多以急性心力衰竭起病，预后一般好于其他射血分数降低的心力衰竭，及时治疗者多在半年左右可恢复正常，少数患者可以进展为慢性心力衰竭。早期诊断和及时治疗非常重要。超声心动图是诊断本病的重要检查方法之一，超声左室射血分数和肺动脉高压的评估在本病预后评估中有重要的作用，临床可疑的患者应尽早进行心脏超声检查。

晓珂的心功能已经很差了，而且左室已经形成了血栓，这也是本病常见的并发症。左室血栓的形成是因为妊娠期及产后早期均处于血液高凝状态，加之心功能减低，血流缓慢等原因容易引起血栓，出现血栓的治疗过程会相对漫长。晓珂因为宝宝太小，一直抽不出时间来看病，家人也确实有些疏忽。在心脏超声检查结束之后晓珂很快办理了住院手续，开始了系统正规治疗。一个月后来复查时心功能已经有所好转,但是血栓变化不是太大,还需要继续服药并定期复查。

晓珂是一位伟大的妈妈,也唯有母爱才会让人眼中只有孩子而忽视了自己,忽视了自己的身体,忽视了自己的感受,忽视了自己的病痛。

"父兮生我,母兮鞠我。抚我畜我,长我育我,顾我复我,出入腹我。"

十月胎恩重,三生报答轻。母亲对我们的恩情又岂止十月,孕前、孕期、产后,每一个阶段经历的痛苦煎熬都是因为心中有对新生命到来的热烈期盼。产后半年是围生期心肌病的好发期,宝妈们在照顾宝宝的同时也一定要照顾好自己的身体,养好自己的身体才有更多的精力和时间去陪伴宝宝。

世界上最纯粹的爱,唯有母爱。

(撰写:张瑞芳;绘图:张瑞芳)

知识篇

三十问 超声心动图能诊断冠心病吗？

一天早上，张大夫的门诊来了一位老大爷，他满脸疑惑地说："大夫，体检说我可能有冠心病，但我没啥感觉啊。"

老大爷递过来一张超声心动图报告，报告上写着"左室心尖部运动减弱"（图30-1）。这让老大爷十分担忧，自己真得了冠心病吗？超声心动图，即我们常说的心脏彩超，到底在诊断冠心病上能起到什么作用？

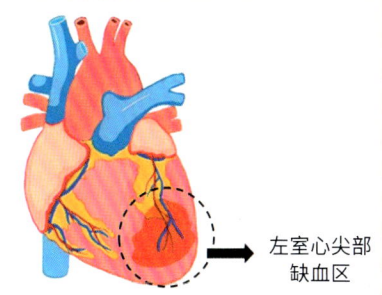

图 30-1　冠心病心脏呈心尖缺血改变示意

一、什么是冠心病？

心脏就像汽车的发动机，需要燃油来驱动。位于心脏表面的冠状动脉负责给心脏供应血液和氧气，保证心脏泵血做功，如果冠状动脉发生粥样硬化而变窄或堵塞，就会导致心脏肌肉得不到足够的血液和氧气，发生缺血或坏死，从而引发冠心病。冠心病可能与血脂异常、高血压、吸烟、糖尿病、肥胖、早发冠心病家族史、精神过度紧张等因素有关。冠心病包括心绞痛、心肌梗死等分型，也有的是无症状，通过检查得到诊断的。

二、如何诊断冠心病呢？

医生通常会根据患者的症状，如胸闷、胸痛等，结合心电图、心脏负荷试验、心肌核素显像和冠状动脉CT造影等检查来诊断。选择性冠状动脉造影是诊断冠心病的"金标准"，但属于有创检查，需要穿刺动脉和注射含碘的造影剂。

三、超声心动图在冠心病诊断中如何应用？

常规的超声心动图主要用来评估心脏的结构和功能，虽然不能直接显示冠状动脉的狭窄情况，但可以通过观察心室壁有无运动异常来间接判断对应供血的冠状动脉是否狭窄。

对于没有明显症状的患者，医生可能会建议其进行负荷超声心动图检查。这种检查通过让患者运动或静脉注射药物（如多巴酚丁胺、腺苷）增加心脏负担，观察心脏在负荷状态下的反应。如果冠状动脉有狭窄，运动时心脏局部可能会因为供血不足而出现运动异常，从而诊断出冠心病。

除了负荷超声心动图，还有一种技术叫作心肌对比超声心动图（又称心肌声学造影）。这种技术是通过上肢静脉注射一种特殊的超声造影剂，然后通过超声机器的特殊显像模式观察心肌的血流灌注情况。如果心肌某部分血流减少，可能意味着对应的冠状动脉有狭窄，这好比给果园中的果树滴灌，某一处地如果没有湿润，说明水管可能发生堵塞了。

负荷超声心动图和心肌对比超声心动图可以结合使用，但医生需要经过专门的技术培训。

经张大夫询问，王大爷有长期的吸烟史和糖尿病，近2个月有快走后胸闷，因此其患冠心病的可能性很大，可以进一步进行冠状动脉造影检查，以明确冠状动脉的狭窄情况。

（撰写：方理刚；绘图：李诗莹）

三十一问 心肌梗死你了解吗？

大家好！我是外科医生。今天我带大家认识一位"潜伏"在我们生活中，严重威胁我们健康的"不速之客"——心肌梗死，简称心梗。

一、什么是心肌梗死？

我们的心脏是一位勤劳的"泵工"，冠状动脉是它的专职"管道工"，负责为心脏输送氧气和营养物质，当冠状动脉因各种原因"闹情绪"时（冠状动脉出现阻塞或冠状动脉痉挛），无法将足够的氧气和营养物质供给心脏，心脏也随之开始"罢工"（缺血性坏死心肌细胞），全身的血液循环也随之陷入瘫痪。

二、发生急性心肌梗死时，我们的身体会发出哪些"求救信号"呢？

心肌梗死的典型症状包括：胸部或背部剧烈而持久的针刺样或压榨样疼痛，有时也会发生在肩部或者下颌部；呼吸困难；恶心、呕吐或胃部不适；突发冷汗，血压骤降等。

在这里，提醒大家，有些老年人或糖尿病患者可能没有明显的胸痛症状，仅表现为轻微不适或突然的虚弱感。此外，近年来心肌梗死发病逐渐年轻化，年轻人出现上述症状时，也应引起重视。

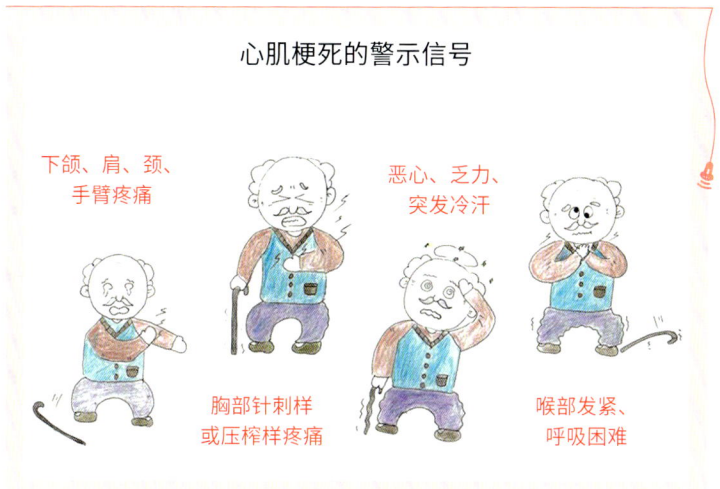

三、导致心肌梗死的危险因素有哪些呢？

（1）"三高"：高血压、高血糖及血脂异常（高血脂）；
（2）吸烟、酗酒等不良习惯；
（3）熬夜、过劳、久坐不动等不良生活方式；
（4）情绪激动、长期心理压力、寒冷刺激等因素。

四、如何诊断心肌梗死呢？

心肌梗死的诊断依赖于病史、体格检查和血液检查（肌钙蛋白和肌酸激酶）及影像学检查（心电图、冠状动脉造影和超声心动图）等多项检查结果。

五、为什么有些心肌梗死患者需要反复进行超声心动图检查？

心肌梗死病情变化迅速，超声心动图可观察心肌梗死后运动异常心肌的范围，同时可观察是否有室壁瘤、附壁血栓、室间隔穿孔等并发症。因此，病程中可能需多次行超声心动图检查，帮助医生了解患者病情变化情况，为诊疗决策提供重要信息。

六、确诊心肌梗死后，要如何治疗呢？

目前治疗方法主要包括：药物治疗（抗血小板药物、溶栓药物等）、经皮冠状动脉介入治疗及外科冠状动脉旁路移植术等。

健康小贴士

保持健康生活：戒烟戒酒、规律作息、均衡饮食、适量运动，保持心态平和。

消除危险因素：控制血压、血糖、血脂，维持适当体重，定期体检。

牢记两个"120"：突发心肌梗死及时拨打急救电话120，把握黄金抢救时间120分钟。

知识篇

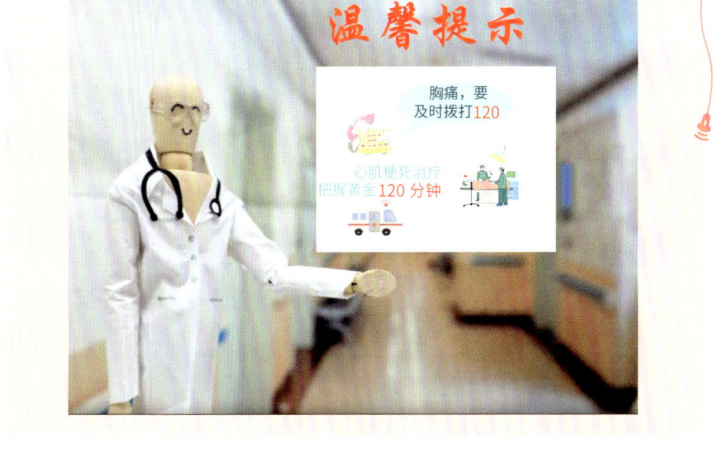

（撰写：杨茹　郭洁　马春燕；绘图：李光源）

三十二问 超声带你看:"心梗"后的心脏

心脏,这一永不停歇的泵,每日为你我输送生命的能量!然而,当心肌梗死来袭时,心脏的运作将受到严重打击。

心肌梗死是由于冠状动脉(冠脉)堵塞,导致相应供血区的心肌细胞缺血/坏死,从而引起心脏形态变化和功能障碍的疾病。超声心动图(心脏超声)是最简便、直观了解心脏结构和功能的方式。今天,我们将通过超声波这一无创的"眼睛",来一探心肌梗死后心脏发生的种种变化。

梗死区心肌运动减弱或消失,也称为"室壁运动异常",导致心脏泵血能力下降。超声报告上左心室"EF值",即"射血分数",用于评估左心室功能,低于50%提示心功能受损。

随着病情发展,坏死的心肌被纤维组织替代,超声图像显示局部心肌变薄。同时,由于心功能受损,心室扩张代偿泵血功能下降,左心室腔扩大。

除了以上变化,心肌梗死还可能发生严重并发症,如室壁瘤、血栓、室间隔穿孔、室壁破裂等。

严重心肌梗死可引发"室壁瘤",即梗死区心肌变薄,心内压力使其向外膨出,看起来就像个"瘤子"。血液在瘤内缓慢流动,极易形成血栓。血栓风险极高,一旦脱落可引发"脑梗"、"四肢动脉缺血性坏死"等,甚至导致猝死。

当心肌极度变薄时可能出现心肌破裂穿孔,如发生"室间隔穿孔",左、右心室的血流不再各行其道,将导致严重血流动力学障碍，可迅速发展为心力衰竭，病死率很高；发生"心脏破裂"，超声可显示"心包积液"，由心包暂时包裹住心脏，若不及时救治，可危及生命，如图 32-1 所示。

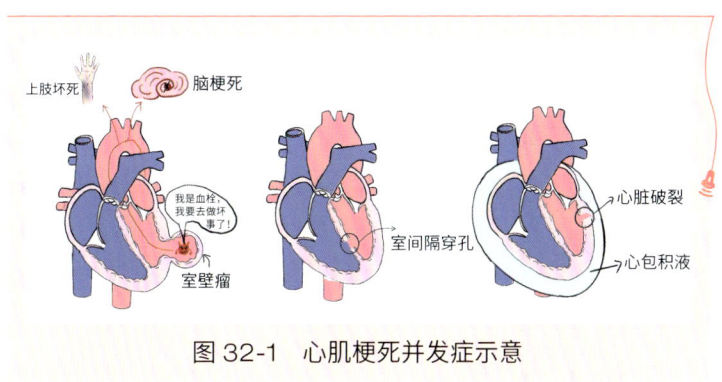

图 32-1　心肌梗死并发症示意

一、怀疑心肌梗死时为什么要做心脏超声检查？

阅读完上面的科普您就会知道，心脏超声是检查心肌梗死后心脏功能及并发症最直观的方法。心肌梗死病情变化迅速，可能需要多次心脏超声检查，实时观察病情变化，及时治疗。

二、冠脉造影和心脏超声检查能互相替代吗？

不能。正常冠脉开口内径约 2～8 mm，远端内径逐渐缩小，冠脉造影可准确显示冠脉全程（心脏超声无法显示），如果冠脉堵塞严重，冠脉造影术中可以进行冠脉支架置入等治疗。冠脉造影前需行心脏超声检查，以评估心脏功能，了解是否合并其他心脏疾病。

三、心超没有异常,能排除心肌梗死吗?

不能。心肌梗死需要心电图、心肌酶测定、冠脉造影、心脏超声等多项检查和医生的综合诊断。如果心肌梗死发病时间短、冠脉病变轻,心肌未发生坏死、室壁运动正常,则心超没有异常,但这并不意味着没有发生心肌梗死。

健康小贴士

如果您患有"三高",有吸烟、饮酒、熬夜等不良生活习惯,心血管病家族史等危险因素,出现胸闷、胸痛症状请及时就医;如果发生休息无法缓解的严重胸痛,请迅速拨打120并由亲友陪同前往急救。

祝大家都有一颗健康有活力的心脏!

(撰写:刘曼薇 王静;绘图:权园婷)

三十三问 心肌梗死怎么办？如何进行急救？

最近有很多患者问我："医生，我经常会出现胸前区憋闷，会不会是心肌梗死了？"今天就和大家聊一聊心肌梗死是怎么回事，发生心肌梗死后该怎么办，如何自救。

一、什么是心肌梗死？

心肌梗死是冠状动脉堵塞，血流中断，导致相应供血区域心肌细胞缺血性坏死，局部心肌收缩功能减弱，严重者可危及生命（图33-1）。

经常熬夜、过度劳累、高血压、糖尿病、高脂血症都是心肌梗死的危险因素。

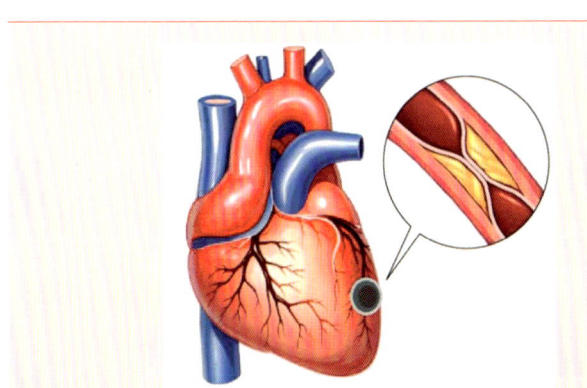

图33-1　冠脉堵塞引起局部血流中断，导致心肌梗死

二、心肌梗死有哪些症状?

约半数的急性心肌梗死患者,在发病前数天可能会出现以下前驱症状:

(1)原有的心绞痛加重,发作时间延长或既往无心绞痛者,突然出现长时间心绞痛;

(2)胃肠道症状(上腹痛、恶心、呕吐、腹泻);

(3)肩背痛、胃痛、牙痛等。

心肌梗死发作时的症状:突然发作剧烈而持久的心前区压榨性疼痛,含服硝酸甘油不能缓解;严重者出现意识模糊、皮肤苍白、四肢发冷、大汗淋漓等休克症状。

三、心肌梗死发生后如何进行急救?

由于急性心肌梗死血管闭塞 40 分钟后,坏死面积约为缺血总面积的 30%,闭塞 3 小时约为 50%,闭塞 6 小时约为 70%,闭塞 24 小时约为 80%,因此时间就是生命。

(1)立即就医:如果怀疑自己或他人可能患有心肌梗死,应立即拨打 120 急救电话,并前往医院。

(2)保持冷静、休息:在等待急救人员到场的过程中,保持冷静,避免任何活动,保持绝对休息以减轻心脏负担。

(3)避免不当行为:在急性发作期不要尝试自行驾车或使用公共交通工具,需要专业救护人员和救护设施运送患者到医院;此外,不要随意服用未经医生指导的药物。

(4)接受专业治疗:一旦被诊断为心肌梗死,应积极配合医生的治疗和建议,包括药物治疗、介入治疗(如支架植入术)等。

（5）若发生心跳停搏，周围人员应尽快进行心肺复苏，直至救护人员到达，一定要记住抢救的黄金4分钟，在4分钟内行心肺复苏抢救成功率可高达60%。

（6）急性心肌梗死治疗是疏通堵塞血管，尽快恢复心肌供血。根据患者情况，可选择药物溶栓或经皮冠状动脉介入治疗，挽救濒死的心肌细胞，缩小梗死面积，降低死亡率。急性心肌梗死后的120分钟是治疗黄金时间。

（撰写：薛继平 康晓妍；绘图：康晓妍）

三十四问 警惕孩子发热！可能伴有心脏损害！

"医生，我家孩子反复发烧好几天了，打了点滴也不见好，怎么回事啊？"

临床上碰到很多家长，他们总会有这样的困惑。发热是最常见的临床症状之一，而引起发热的原因很多，如感染、肿瘤等。对于反复发热不退，治疗效果不佳的患者，更要警惕心脏疾病。心脏超声带你揭开反复发热的神秘面纱。

一、小儿高烧不退的"隐蔽杀手"——川崎病

小明，今年 3 岁，天气转凉后孩子突然发烧，陆续出现了手脚红疹、眼睛红等症状，抗感染治疗一段时间仍不能退烧，持续高烧 7 天后手心和脚掌心的红斑开始脱皮，并出现了左侧胸痛的症状，遂来我院就诊，医生高度怀疑"川崎病"建议立即住院治疗，进行心脏超声检查可见小明的冠状动脉明显扩张，扩张的左主干内可见血栓形成，同时观察到左室下壁运动减弱及二尖瓣重度关闭不全。

结合小明的症状和超声心动图表现，诊断为"川崎病"并累及心脏。很多家长可能并不了解川崎病（又称黏膜皮肤淋巴结综合征），尽管目前医学界尚未明确该病的发病原因，但是川崎病已成为儿童后天性心脏病的重要病因之一。需要

提醒父母的是，如果孩子持续发热5天以上，并出现以上类似症状，就要警惕川崎病了。川崎病的病理变化主要是全身性非特异性血管炎，尤其易累及冠状动脉，表现为冠脉扩张、狭窄、血栓形成或闭塞等（图34-1），严重者可出现心肌缺血，危及生命。因此早诊断、早治疗是关键。

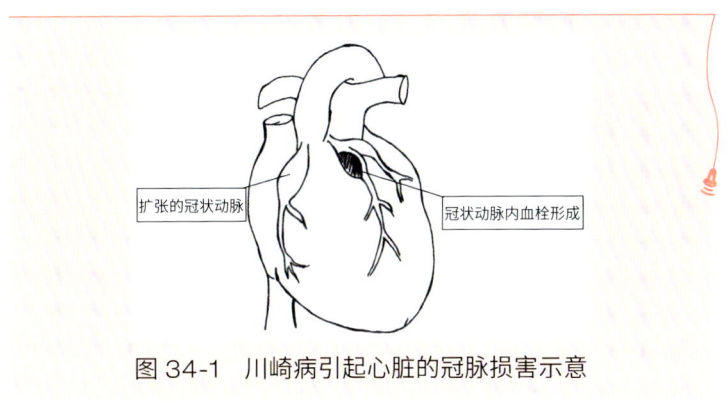

图34-1　川崎病引起心脏的冠脉损害示意

二、"小毛病"拖成"大问题"——感染性心内膜炎

小康，今年4岁，自幼体检发现室间隔缺损，未行手术治疗。半个月前持续畏寒、发热，经过一段时间对症治疗后依然反复发烧并伴有乏力和喘息。听诊时发现明显的心脏杂音。心脏超声检查显示，室间隔膜周部见一长约0.7 cm的缺损，紧邻缺损的三尖瓣上可见一活动的赘生物，赘生物对瓣膜的破坏导致三尖瓣大量反流。

室间隔缺损是常见的先天性心脏病，而感染性心内膜炎的发生与该病有关。室间隔缺损导致心脏瓣膜长期被异常高速血流冲刷,表面不再光滑,更易被细菌侵蚀,形成赘生物,一旦赘生物脱落,将会导致肺栓塞等致命伤害。因此,有先天性心脏病的宝宝,除了要定期随访复查,还要特别注意不要感冒、发烧,一旦出现发热持续不退的情况,应及时就诊。

健康小贴士

川崎病、感染性心内膜炎均可引起反复发热,或导致严重心脏损害。心脏超声检查在明确发热原因方面具有重要的诊断价值。如果孩子出现不明原因的反复发热,一定要及时就医。

(撰写:张平雨 贺林;绘图:张平雨)

三十五问 小儿"川崎"发高烧，警惕"伤心"大麻烦

> 门诊患儿，3岁，间断发热1周，热病容，双眼结膜充血，口唇干裂，可见草莓舌，皮肤可见弥漫性斑丘疹，颈部左侧可触及数枚淋巴结，医院初步诊断为川崎病。服药后，第17天时体温再次升高，第32天心电图显示急性下壁心肌梗死、心律失常，超声心动图提示：左右冠状动脉均增宽（4～5 mm）、节段性室壁运动异常（下壁运动明显减低）、心功能降低（射血分数47%）。

一、什么是川崎病？

川崎病是一种以全身血管炎为主要病变的急性发热出疹性小儿疾病，多发于5岁以下婴幼儿。典型症状最初表现为高热（39 ℃以上），持续5天以上，部分患儿在使用退热药后体温会短暂下降，但药效过后体温再次升高，此时需要警惕。因为退热药仅能暂时降低体温，并不能治疗川崎病本身。此外，川崎病还可能伴随其他症状，比如冠状动脉瘤样扩张、心肌炎、心肌梗死、心力衰竭等。

二、如何诊断川崎病？

川崎病的临床诊断需要参考以下几点。

（1）发热5天以上，如有其他征兆，5天之内也可确诊。

(2)具备以下 5 项中的 4 项可确诊：①双侧眼结膜充血，无渗出物；②口腔及咽部黏膜有充血，口唇干燥皲裂，杨梅舌（草莓舌）；③急性期手足红肿，亚急性期甲周脱皮；④出疹主要在躯干部，为斑丘疹、多形红斑样或猩红热样皮疹；⑤颈部淋巴结肿大，直径超过 1.5 cm。

(3)无其他疾病可解释上述表现，如有发热同时只伴发其他 3 项时，只要合并冠状动脉瘤亦可诊断。

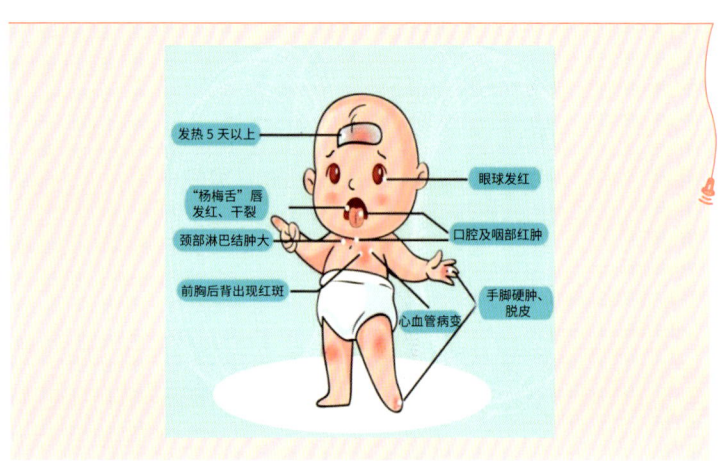

三、川崎病的治疗方案有哪些？

川崎病的主要治疗方案是根据体重静脉注射丙球蛋白和服用大剂量的阿司匹林，用于减轻炎症对心脏冠状动脉的损伤。在川崎病急性期，若已发生冠状动脉扩张，只要炎症没有得到控制，冠状动脉的扩张就会继续加重。一些未及时治疗的川崎病儿童容易发生冠状动脉瘤，随着病情的不断进展，可导致缺血性心肌炎和心肌梗死。所以家长对于小儿发热千万不能大意，不能简单认为就是普通感冒或自限性疾病。如果患儿符合上述临床表现，家长应高度重视，积极带孩子到正规医院进行川崎病的筛查。

川崎病患者可在病程急性期和亚急性期每周检查一次超声心动图，观察内容主要包括：冠状动脉有无扩张、有无节段性室壁运动异常、瓣膜和主动脉有无异常、是否伴心包腔积液等。

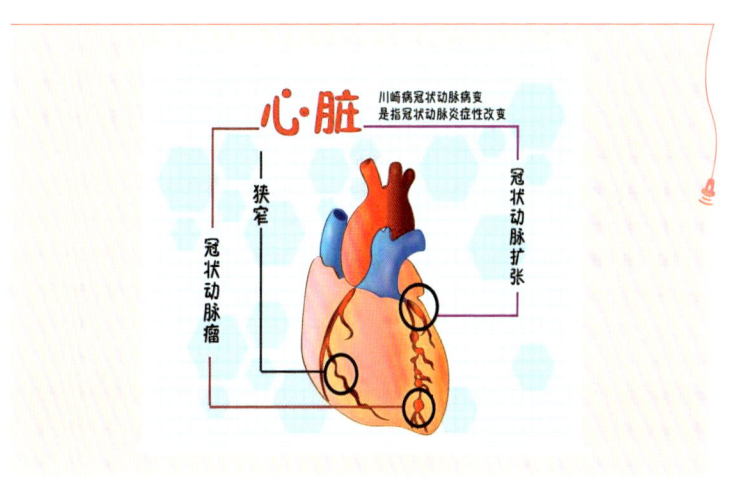

总之，川崎病并不可怕，早发现、早治疗是关键！川崎病产生严重后果的主要原因是家长对此类疾病的认知度不够，部分医院也缺乏确诊川崎病的能力，因此普及小儿川崎病的相关知识，提高大众对这类疾病的认知度和关注度至关重要。

（撰写：薛莉　吴雨萌；绘图：于天乐　李雨欣）

三十六问 心脏瓣膜反流之三尖瓣反流背后隐藏着哪些秘密?

很多人在接受心脏超声检查之后,会发现检查报告中写着三尖瓣轻度反流,许多人对此感到困惑和担忧。那么三尖瓣反流到底是什么意思?是否意味着患有心脏病?是否需要治疗?又该如何治疗呢?下面,我们将为您揭开三尖瓣反流的神秘面纱。

一、什么是三尖瓣?

心脏如同一个动力强劲的"泵",将血液输送到全身各个角落,它包括四个腔室:左心房、左心室、右心房和右心室,它们分别连接着不同的大血管。心脏、大血管协调工作,心房、心室之间存在"单向阀门",也就是我们所说的瓣膜,右心房与右心室之间的"单向阀门"就是三尖瓣,它有着十分严格的"开门规则",只允许血液从右心房流向右心室。

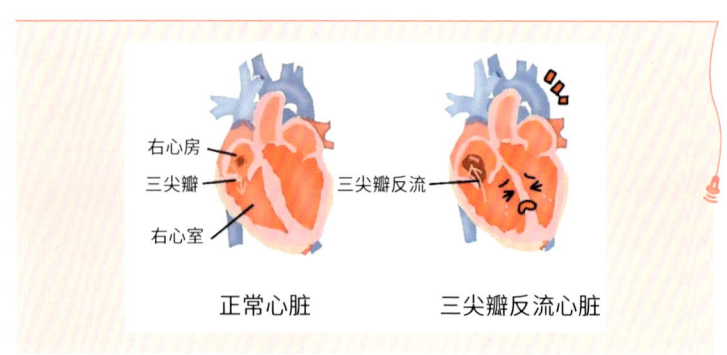

正常心脏　　　　三尖瓣反流心脏

二、什么是三尖瓣反流？哪些原因会引起三尖瓣反流？

由于某种原因，原本该紧闭的三尖瓣却出现了"小状况"——没有完全关闭，导致心脏收缩时一部分血液就会从缝隙流回右心房，这种现象就是我们所说的三尖瓣反流。

引起上述瓣膜反流的原因可能是生理性，也可能是病理性。生理性反流属于正常的生理表现，就像是身体偶尔开的一个"小玩笑"，并不一定意味着身体生病了。病理性反流包括多种情况，如先天性瓣叶发育不良或后天被风湿、感染等破坏；也可能因右心力衰竭、心肌病等疾病，使瓣环被迫扩大，瓣膜没办法紧密闭合，从而引发反流。

三、超声是诊断三尖瓣反流的主要影像学方法吗？

心脏超声是可以直观观察到瓣膜反流的有效方法。通过彩色多普勒超声，医生能够直接"看"到瓣膜处的血流情况。如果发现瓣口有逆向血流，就可以明确诊断瓣膜反流，不仅如此，还能精准地对反流程度进行量化评估，将其分为轻度、中度和重度三个级别，为后续治疗方案的制订提供关键依据。

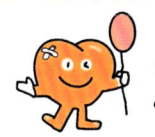
轻度
无明显症状
无须治疗

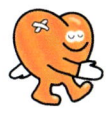
中度
通常也无症状
6～12个月心脏超声检查

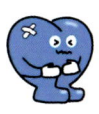
重度
右心衰竭症状明显
药物或手术治疗

四、如何解读超声报告上的反流?

轻度的反流通常无须特殊处理,然而,反流量较大时,可能会对心功能产生不利影响。因此,在心脏彩超报告中发现三尖瓣反流,尤其是当反流量较大且伴有严重症状时,应及时就诊。在医生的指导下,采取适当的治疗措施至关重要,以确保心脏健康并预防心血管并发症的进一步发展。

(撰写:张蕾 崔浩 刘春景;绘图:郭晓洁 王莹)

三十七问 谨防心门随意开——二尖瓣反流小科普

> 60岁的王大爷拿着体检报告走进诊室。
>
> 王大爷:"医生,报告里写二尖瓣轻度反流,要不要紧啊?"
>
> 医生:"别着急,我跟您讲一下瓣膜反流,咱先说说什么是二尖瓣。"

一、什么是二尖瓣?

如果把心脏比作一座房子,瓣膜就相当于房子的门,左心房通向左心室的那扇"心门"就是二尖瓣,是双扇单向开放的,心脏舒张时打开,血液从左心房流向左心室,收缩时紧紧关闭,不让一个"漏网之鱼"溜回左心房,保证血液沿

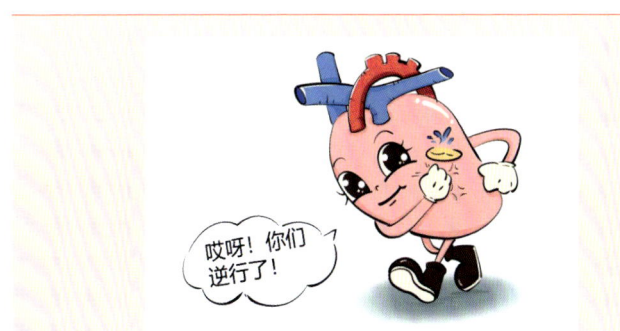

一个方向流动,就像汽车的单行线一样。

二、二尖瓣由哪些结构组成?

二尖瓣就像咱们家里的门,该有的部件它一样都不少,也有门框、弹簧、合页,二尖瓣的两个瓣叶就是两扇门本身;二尖瓣环相当于门框;牵拉两扇门的腱索相当于控制门的弹簧,确保门关上后不会朝另一个方向打开;乳头肌是腱索附着在左心室壁的肌肉组织,类似于门的合页;而左室壁及左房壁相当于房间的墙壁。二尖瓣"单向开放、开关自如"就是依赖这些结构的紧密配合实现的。

三、什么是二尖瓣反流?

多种原因,比如风湿性心脏病、二尖瓣脱垂、腱索断裂等,只要导致二尖瓣装置中任何一部分受损,"心门"都会关不严,血液从左室通过"门缝"漏回左心房,超声心动图检查就会看到从左心室跑向左心房披着蓝色外衣的"小雨滴"。

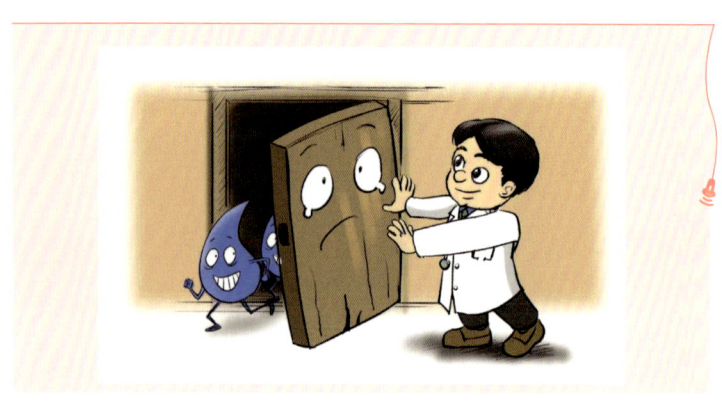

王大爷："我的情况严不严重，该怎么办，用手术吗？"

医生："这要分不同情况来说。"

（1）少量/轻度反流：这种情况的心脏和瓣膜结构基本是正常的，门没有那么"严丝合缝"，漏了一点点，属于可以接受的正常范围，多见于中老年人群，就像家里的门窗年久失修，出现透风漏气，通常不会引起不适。

（2）中度/重度反流：需引起足够的重视，往往意味着合并器质性病变。如果患者出现乏力、心悸、胸痛、劳力性呼吸困难等临床症状，需及时到医院就诊，在临床医生的指导下进行必要的治疗。二尖瓣反流的治疗基于病因及反流程度，非瓣膜原因导致的反流，以药物对症治疗为主；瓣膜自身的病变，医生根据反流程度选择手术时机，进行外科手术修复、置换或介入治疗。

王大爷："谢谢医生的耐心解答，我这是二尖瓣轻度反流，平时没啥感觉，不用吃药和做手术，那我就放心了！"

看完这则发生在诊室的对话，相信大家对二尖瓣反流多了一分了解，少了一分恐惧。二尖瓣反流不用慌，超声为您的心脏来护航！

（撰写：张赫展　徐卉　王小丛；绘图：丁禹同）

三十八问 胸痛、气短、晕厥，警惕主动脉瓣狭窄

秋日的午后，80岁的张大爷坐在医院的长椅上，面容苍白而疲惫。他的儿子搀扶着他，眼中满是担忧。最近，张大爷经常感到胸口像被石头压住一般沉闷，走几步就气喘吁吁，甚至两次在家中晕倒。孝顺的儿子吓坏了，放下工作，带着父亲匆匆来医院就诊。经过心脏超声检查，谜底终于揭开——张大爷患上了主动脉瓣重度狭窄。

一、什么是主动脉瓣？

心脏分为四个腔室（左心房、左心室、右心房、右心室），每个腔室的出口都有一扇"单向阀门"，确保血流只能向前流。这些"单向阀门"就是瓣膜，而左心室出口的瓣膜被称为主动脉瓣，负责控制左心室的血流射入主动脉后流向全身动脉（肺部动脉除外）。

二、主动脉瓣为什么会狭窄？

正常情况下，主动脉瓣的"门框"呈圆形或接近圆形，上面安装着三片"门板"——瓣叶。这三片"门板"在心脏收缩时会完全打开，使得左心室内的血流能够畅通无阻地进入主动脉。

少数人的主动脉瓣"门板"不是三片，而是两片，甚至

一片，导致"门板"无法顺畅地打开，从而引发主动脉瓣狭窄；还有一些人，虽然拥有三片"门板"，但是由于风湿性心脏病或老年退行性改变，"门板"变厚、变硬，或者门板交界的地方粘连在一起，也无法完全打开，最终导致主动脉瓣狭窄（图38-1）。

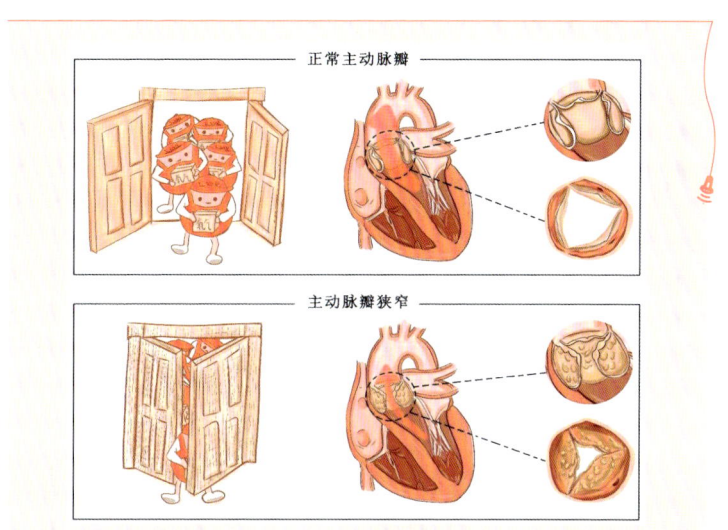

图 38-1 主动脉瓣狭窄示意

三、主动脉瓣狭窄有哪些症状，这个病严重吗？

主动脉瓣狭窄是一种进展很缓慢的疾病，早期症状可能不明显。当狭窄到一定程度时，左心室收缩阻力增大，就可能像张大爷一样，出现症状，如胸闷、胸痛、快步走或爬楼时出现气喘、眼前发黑，甚至晕倒，以前能进行的运动都无法进行了。

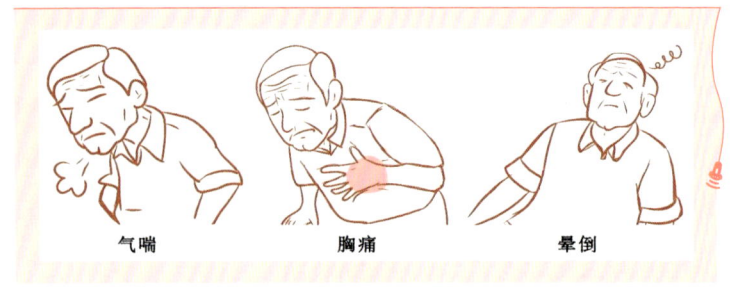

气喘　　　　　胸痛　　　　　晕倒

上面的这些症状，就是危险信号，一旦出现要尽快就医。

四、怎么诊断主动脉瓣狭窄？

心脏超声是诊断主动脉瓣狭窄的首选检查。它不仅经济、快捷，而且安全无辐射，大部分医院都能开展这项检查。

五、主动脉瓣狭窄能治疗吗，要"开大刀"吗？

主动脉瓣狭窄一旦发展到了重度或者有上面提到的症状，就必须高度重视！但大家不必紧张，这种病的治疗方法已经非常成熟。

主动脉瓣狭窄单独使用药物治疗是无效的，手术治疗是主要治疗方法，具体包括两种：第一种是外科开胸手术，通过剪除坏掉的主动脉瓣，置换人工主动脉瓣；第二种是创伤较小的经导管主动脉瓣置换术。第二种手术有两个微创途径：①经股动脉穿刺途径把人工瓣膜输送到病变位置并扩张，取代原来的瓣膜行使正常功能；②经胸部切开一个小口，通过心尖直接植入人工心脏瓣膜。

选择哪种治疗方法，医生会结合患者的具体情况和心脏超声检查结果，与患者及家属充分沟通后决定。

接诊医生耐心地解答了张大爷的疑问，让他充分了解了自己的病情和主动脉瓣狭窄这个病，最后医生结合张大爷的情况，为他制订了经股动脉主动脉瓣置换的微创手术方案。术后，通过心脏超声检查确认，张大爷的主动脉瓣"阀门"已顺利打开，血流恢复了畅通，胸痛和气短症状迅速缓解，再也没有发生过晕倒。张大爷激动地握着超声医生的手说："你们帮我打开了'心门'，也让我重新活了过来！"

（撰写：姚静　许迪；绘图：陈芬）

三十九问 打不开的心门——二尖瓣狭窄

心脏被誉为人体最精密的"发动机",它持续不断地为血液循环提供动力,对维持我们的活力和运动能力至关重要。心脏的高效运作依赖于强健的心肌、规律的心跳和精细的瓣膜结构。心脏有四个瓣膜:二尖瓣、三尖瓣、主动脉瓣和肺动脉瓣。二尖瓣狭窄是一种常见的瓣膜疾病,若不及时治疗,其症状会严重影响心脏功能,甚至限制患者的日常活动。下面,我们将深入探讨这一病症。

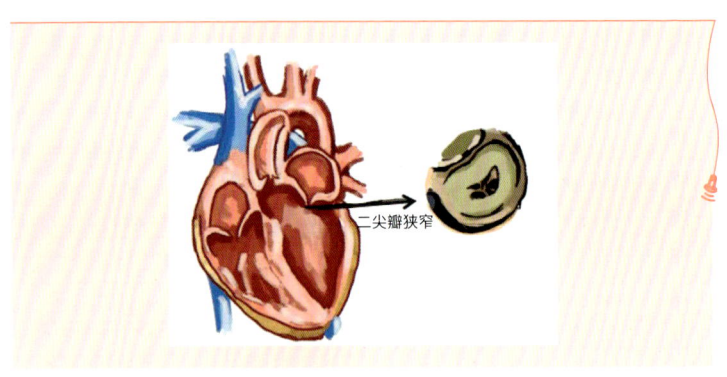

二尖瓣狭窄

一、什么是二尖瓣狭窄?

二尖瓣位于左心房与左心室间,确保血液只能从左心房流向左心室。正常情况下,二尖瓣的正常面积约为 4 ~ 6 cm²,当开口面积因疾病缩小,即称二尖瓣狭窄,主要由风湿热引起,为链球菌感染引发的自身免疫反应,可导致心脏瓣膜及其周围组织发生炎症、水肿，甚至可能形成赘生物。随着病情发展可导致瓣叶增厚硬化，瓣膜活动受限，从而影响血流。值得注意的是，风湿热在女性中的发病率高于男性。

二、二尖瓣狭窄会有哪些症状？

随着二尖瓣口面积进行性减小，血液从左心房流入左心室的难度逐渐增加。这导致左心房压力升高，进而引起肺部回心血流的压力持续上升。长期如此，会引起肺部淤血和肺水肿。患者通常会出现劳累后的气促、咳嗽、咯血、端坐呼吸及夜间呼吸困难等症状。左心房血液淤滞紊乱还可能导致心房颤动和血栓形成，引发心悸、乏力和肢体栓塞等症状。在二尖瓣狭窄的晚期，对血流影响的范围将进一步扩大，患者会出现肺动脉高压、心力衰竭和下肢水肿等并发症。

三、二尖瓣狭窄如何诊断？

二尖瓣狭窄患者常有面部潮红、嘴唇发紫的特征，被称为"二尖瓣面容"，体检时，医生在心尖区可闻及舒张期"隆隆样"杂音，心脏增大者还可触及震颤。晚期心力衰竭患者可能出现颈静脉怒张、黄疸和下肢水肿。常用检查包括心脏彩超、胸部X线、心电图。心脏彩超（彩色多普勒超声）能够观察二尖瓣形态，测量瓣口面积、心脏房室大小和肺动脉压力，发现左心房血栓等，是首选的影像学检查方法。此外，胸部X线可见肺淤血和肺动脉突出的影像学特征，心电图可发现右心肥厚和房颤等异常，综合上述检查，可帮助医生确诊。

四、二尖瓣狭窄该怎样治疗?

二尖瓣狭窄的治疗分为药物治疗和手术治疗。轻度狭窄且心功能较好者可选药物治疗,用利尿药和强心药缓解症状。狭窄严重、症状明显、心功能较差或药物治疗无效者需要手术治疗。手术治疗包括微创经皮腔内球囊二尖瓣成形术和二尖瓣置换术。人工瓣膜有机械瓣和生物瓣两种,医生需根据患者的具体情况选择合适的类型。对于伴心房颤动者,手术中可清除血栓并进行射频消融术,以一次性解决多种临床问题。

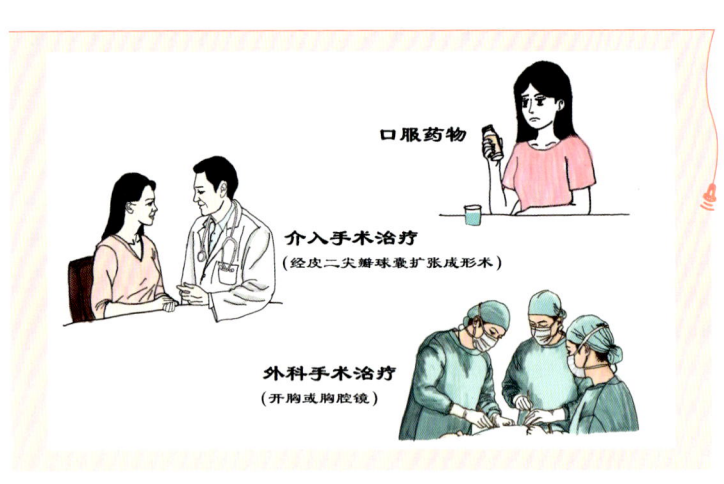

(撰写:邓燕 胡婕;绘图:胡婕)

知识篇

四十问 心脏彩超如何揭秘瓣膜上的"芭蕾舞"?

热情奔放的芭蕾舞洋溢着优雅浪漫的气息,给人以如诗般的美感。今天和大家分享一段特别的芭蕾舞,瓣膜上的芭蕾舞,表演者是心脏和心脏瓣膜上的赘生物,大家一起来欣赏一下吧!

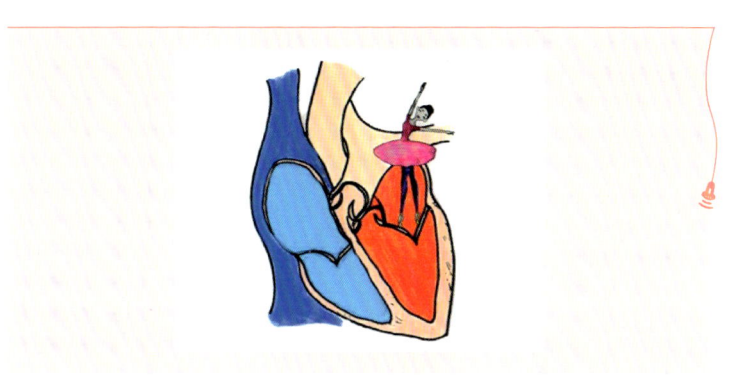

欣赏完这段特别的芭蕾舞后,大家一定想知道,舞台上的焦点,瓣膜上的"赘生物"是如何形成的。

一、什么是瓣膜上的赘生物?

瓣膜上的赘生物是感染性心内膜炎最具特征性的病变,它是由细菌、真菌或其他病原微生物侵入人体内,引起心脏瓣膜或心室壁内膜的炎症,瓣膜是最常受累的部位。当病原体通过血液循环到达心脏后,常常在瓣膜上寄居繁殖,与此同时身体免疫系统拉响警报,"小卫士"白细胞闻声而来,与血液中的血小板、纤维蛋白、红细胞共同沉着在瓣膜上,就形成了大小不等、形状不一,在瓣膜上肆意舞动的赘生物(图40-1)。

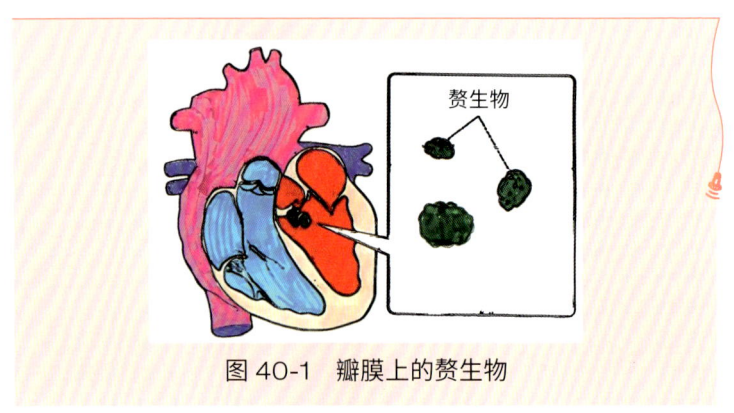

图 40-1 瓣膜上的赘生物

瓣膜上的赘生物是一个隐匿的"杀手",因为它可以悄无声息地引起心脏瓣膜关闭不全,持续重度瓣膜关闭不全可诱发心力衰竭,威胁生命;它也可以"出其不意"地随时脱落,造成脑血管栓塞,诱发脑卒中,病死率极高!是不是瞬间觉得这段瓣膜上的芭蕾舞没有那么美好了?

二、我们如何及时发现瓣膜上的赘生物呢?

超声心动图是临床医生一双有力的"慧眼",可发现瓣膜上舞动的赘生物、瓣膜异常反流、瓣膜脓肿形成等特异性超声征象。经胸超声心动图诊断该疾病敏感性可达63%,经食管超声心动图敏感性则可高达90%~100%。AI自动识别和分析左心室心内膜边界、心脏瓣膜,实时远程诊断等新质生产力更是跨越山海助力不同临床场景中该疾病的综合诊断。所以,如果当您因感冒或者其他不明原因感染后,出现持续高热不退或反复间歇性发热的临床症状或体征时,除了常见疾病还应警惕瓣膜上的赘生物在"翩翩起舞"。

三、如何治疗瓣膜上的赘生物呢?

首先根据致病菌培养结果和对抗生素的敏感性进行个体化内科治疗;当合并严重瓣膜撕裂、异常反流等问题时,则需要联合外科进行治疗。

因此,请大家警惕瓣膜上的赘生物,共同关爱我们的心!

(撰写:申锷;绘图:赫兰)

四十一问 "心灵捕手"——超声心动图揭开风湿性心脏病的"神秘面纱"

"大夫,什么是风湿性心脏病?"
"常见表现是什么?"
"损害心脏的哪里呢?"
"能治好吗?"

风湿性心脏病是一种由甲组乙型溶血性链球菌感染所引起的自身免疫性疾病。虽然身体的免疫系统试图对抗感染,但是这场免疫"反击战"却意外波及心脏瓣膜,从而引起瓣膜部位的病变。一般表现为二尖瓣、三尖瓣或者主动脉瓣狭窄与关闭不全,其中二尖瓣又是最容易"中招"的部位。

一、风湿性心脏病的临床表现有哪些?

风湿性心脏病早期悄无声息,患者几乎察觉不到任何异样,可能仅仅在劳动、运动强度稍大时感到呼吸有些短促。

随着病情进一步发展,患者就会明显感觉到身体的变化。这时候,哪怕轻微活动,甚至休息时也会感到气短、呼吸费劲、乏力,体力劳动时更是会加重。

病程后期,患者会出现典型的"二尖瓣面容",表现为面色黄而浮肿、两侧面颊呈暗红或紫红,偶尔嘴唇发青;还会出现心绞痛、晕厥、呼吸困难、咳嗽、咯血,偶尔还会出现声音嘶哑和吞咽困难等，给患者的生活带来极大困扰。

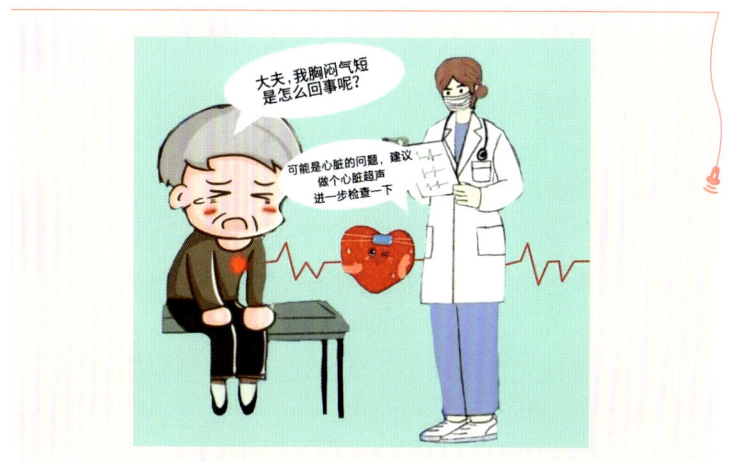

二、超声心动图对于风湿性心脏病有哪些诊断价值？

（1）精准定位，量化评估：超声心动图作为一种无创方法，有着神奇的"透视"本领。通常能清晰显示受损瓣膜（以二尖瓣为例，如图 41-1 所示）的部位和程度，将瓣膜

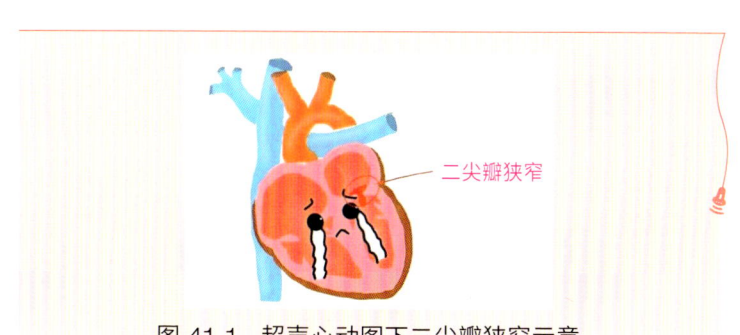

图 41-1　超声心动图下二尖瓣狭窄示意

狭窄与关闭不全的程度看得一清二楚，还能精确测量瓣口面积，对病情严重程度做出定量诊断。

（2）血栓监测，防患未然：超声心动图不仅可以测量左心房的具体数值，还能直观地观察到左心房内是否存在血栓及血栓的大小，可以更好地预防血栓栓塞等严重后果的出现，从而改善患者预后。

（3）全面排查，辅助诊疗：超声心动图还具备"全景扫描"的能力，还能够发现体内是否存在肺动脉高压、右心增大等症状，从而进一步辅助临床诊治。

（4）血流追踪，动态呈现：通过彩色多普勒技术，超声心动图能够显示血流的方向和速度，让医生仿佛置身于心脏内部，目睹血流动力学的实时变化，为了解病情打开了一扇全新的大门。

三、风湿性心脏病该怎么治疗？

面对风湿性心脏病，患者平时要避免劳累或剧烈运动，预防感染，根据病情口服药物治疗，必要时可行瓣膜成形或瓣膜置换等手术治疗，还需要定期复查超声心动图监测及评估病情变化。

总之，超声心动图在诊断风湿性心脏病的领域中大放异彩，凭借其快捷、准确、无创、可重复等诸多优势，宛如一位忠诚的"心灵捕手"，在风湿性心脏病从诊断到治疗的每一个环节都扮演着举足轻重的角色。

（撰写：张蕾　崔浩　刘春景；绘图：郭晓洁　王莹）

四十二问 老年人头晕、心慌，谨防老年瓣膜病

老年瓣膜病也称为老年退行性心脏瓣膜病，是一种在老年患者身上常见的心脏瓣膜退行性改变疾病。

一、老年瓣膜病是怎么形成的？

老年瓣膜病是由于心脏瓣膜结缔组织随着年龄增长而发生退行性变、纤维化、钙化等病变，进而导致心脏瓣膜功能异常、心力衰竭等情况。这种病变主要影响二尖瓣、主动脉瓣等心脏瓣膜，导致瓣膜狭窄或关闭不全等。病因包括年龄、吸烟史、高血压、糖尿病等。

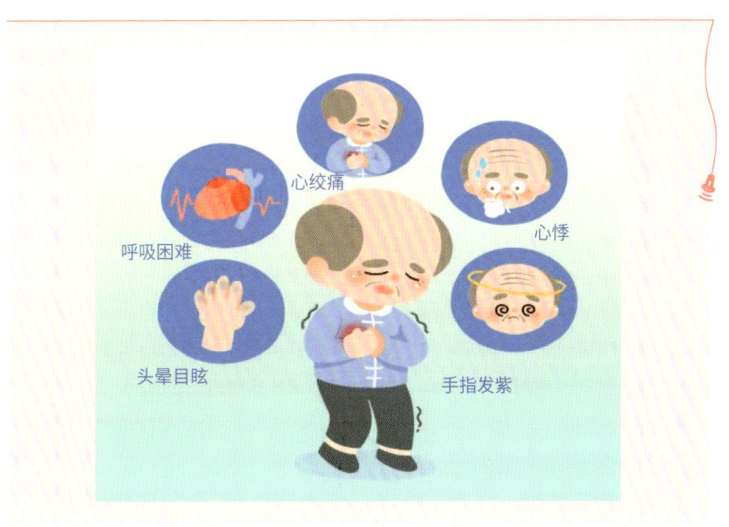

二、老年瓣膜病主要表现有哪些？

老年瓣膜病的症状因受损瓣膜及病情严重程度而异。常见的症状如下。

（1）头晕：严重心脏瓣膜病变可能导致心脏排血量减少，引起头晕，甚至晕厥。

（2）心慌：心脏瓣膜病变可能导致心律失常，使患者感到心慌不适。

（3）胸痛：主动脉瓣狭窄可能导致心脏射血减少，从而引起胸痛。

（4）咳嗽：肺淤血时，患者可能出现咳嗽症状，严重时可能咳出粉红色泡沫样痰。

（5）咯血：部分患者可能出现咯血症状，尤其是二尖瓣狭窄合并肺静脉高压时。

（6）呼吸困难：由于瓣膜狭窄或关闭不全导致肺循环淤血或体循环淤血，患者常出现呼吸困难。

三、老年瓣膜病如何早期发现？

老年瓣膜病的早期发现通常需要结合患者的症状及影像学检查结果。常用的影像学检查包括超声心动图检查、心电图、胸部 X 线检查。超声心动图检查可以直观地显示心脏瓣膜的结构和功能状态，对诊断老年瓣膜病具有重要意义。此外，心电图、胸部 X 线等检查也有助于辅助诊断。

四、老年瓣膜病怎么治疗？

老年瓣膜病的治疗方案需根据病情的严重程度和患者的

具体情况来制订。主要治疗方法如下。

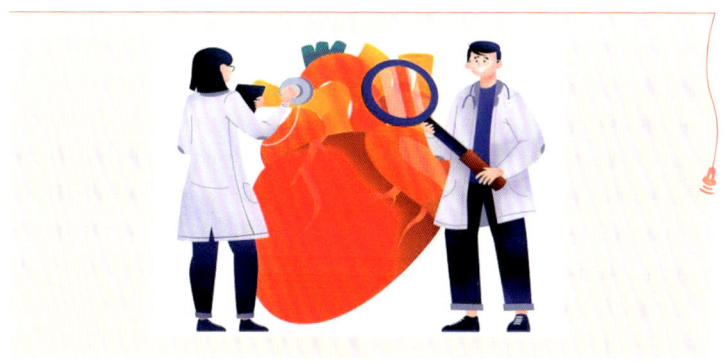

（1）药物治疗：对于病情较轻、症状不明显的患者，可采用药物治疗以缓解症状、改善心功能。

（2）手术治疗：对于病情严重、症状明显且符合手术指征的患者，应尽早进行手术治疗。手术方式包括人工心脏瓣膜置换术、瓣膜成形术等。此外，对于心脏瓣膜狭窄的患者，可采用介入治疗，比如经皮瓣膜球囊成形术或经皮瓣膜置换术等。

五、老年瓣膜病如何预防？

预防老年瓣膜病的关键在于控制危险因素和改善生活方式。具体措施如下。

（1）积极治疗原发病：如高血压、高血脂、糖尿病等，防止其诱发或加重心脏瓣膜病变。

（2）改善生活方式：避免情绪激动、劳累、熬夜和感冒等不利因素；保持健康的饮食习惯，避免高盐、高脂饮食等。保持适当的运动如打太极拳、做体操或散步等，以增强体质和促进血液循环。

（3）定期体检：对于老年人群，应定期进行心脏检查，以便及时发现并治疗心脏瓣膜病变。

综上所述，通过积极的治疗和预防措施，可以显著改善患者的生活质量并延长寿命。

（撰写：刘琳；绘图：刘琳）

四十三问 心脏的"泳池":心包积液到底从哪来?

"医生,我的心脏彩超报告提示有心包积液,心包积液是什么?这是怎么回事呢?"

"我们先来了解一下什么是心包,什么是心包积液。"

一、什么是心包积液?

在人体的胸腔内,心脏如同一个不知疲倦的泵,持续为全身输送血液。而心包,这层包裹在心脏外层的薄膜,起着保护心脏的关键作用。正常人心包内存在 10～30 mL 液体,起润滑作用。然而,当心包内出现更多的积液聚集时,被称为心包积液,此时心脏就像在一个"泳池"里跳动,可能悄然引发一系列健康问题(图 43-1)。接下来我们看看这个"泳池"形成的原因。

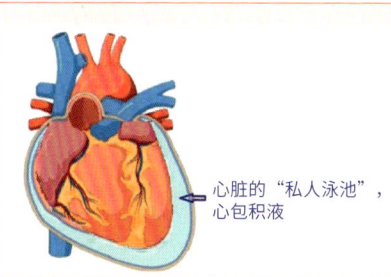

心脏的"私人泳池",心包积液

图 43-1 心包积液示意

二、"泳池"形成的原因是什么？

主要分为感染性与非感染性两种。

（1）感染性因素：心包受到细菌或病毒感染后，会引发心包炎症和渗出，形成心包积液，结核性心包炎是常见原因。

（2）非感染性因素：常见于自身免疫疾病（如红斑狼疮等）、肿瘤（转移或直接侵犯心包）、代谢疾病（如甲状腺功能减退、尿毒症等）、外伤、放疗等。

（3）其他因素：如低蛋白血症时也会引起心包积液。

三、临床表现有哪些？

当心包内的液体量少时，可无临床症状，随着积液量增加，可出现气短、胸痛、呼吸困难等症状。当心包内液体增长过快或积液量过大时可压迫心脏，这种现象称为心包压塞，患者可表现为呼吸困难，严重者出现血压下降、休克甚至猝死，因此需尽快行心包穿刺以挽救生命（图43-2）。

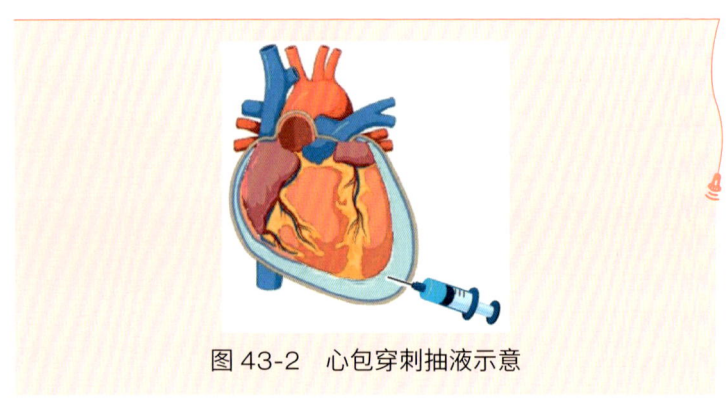

图 43-2 心包穿刺抽液示意

四、如何明确"泳池"容积量的多少呢？

超声心动图是首选的检查方法，可直观显示心包积液的量、分布范围及心脏受压情况等。

五、心包积液如何治疗呢？

少量和中量心包积液多无症状，根据原发病给予相关治疗后可减少或消失，比如治疗结核、感染、肿瘤等原发病。如未找到病因且积液量较多时，需要行诊断性穿刺以寻找病因。

对于大量积液或出现严重症状的患者，需要进行心包穿刺以抽取积液，或通过放置导管在心包内，持续引流积液，以减轻积液对心脏的压迫。

在治疗过程中，需要密切监测患者的生命体征和病情变化，并需要根据情况调整治疗方案。

（撰写：薛继平　康晓妍；绘图：康晓妍）

四十四问 当心脏穿上铠甲
——缩窄性心包炎

心脏,人体最重要的器官之一,日夜不停地为我们的生命提供动力。而心包是心脏的外层薄膜,它像一件量身定做的保护衣,弹性地包裹着心脏,保护心脏(图44-1)。心包由两层薄膜组成,分别是脏层心包和壁层心包。心包具有保护、润滑、固定心脏和免疫等功能。

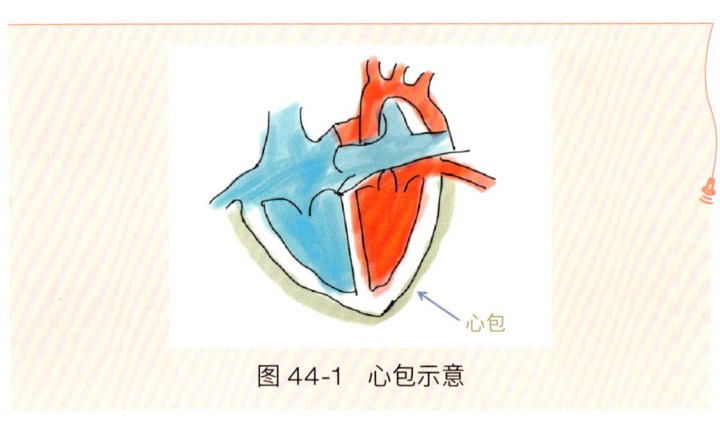

图 44-1 心包示意

然而,当心包出现问题,它的弹性可能降低甚至消失,就像铠甲束缚心脏的运动,影响其正常功能,这就是我们要介绍的疾病——缩窄性心包炎。

一、缩窄性心包炎的成因及危害有哪些?

缩窄性心包炎是心包发生炎症,导致心包增厚、纤维化,甚至钙化，使心脏舒张功能受限，进而影响心脏泵血功能的一种疾病。根据病程，缩窄性心包炎可分为急性、亚急性和慢性三种类型。

呼吸困难、胸闷、胸痛、水肿、心悸、乏力，甚至发热，这些症状可能都是缩窄性心包炎的信号。心包炎症导致心脏舒张受限，血液回流受阻，使得肺部淤血，患者因此感到呼吸困难；同时，心包炎症刺激神经，引起胸痛和胸闷。此外，心脏泵血功能下降，导致下肢、腹部等部位水肿，严重时可能发展为全身性水肿，并伴有心悸和乏力。部分患者还可能出现低热和盗汗等全身性症状。

二、心脏超声——揭开铠甲的神秘面纱

在缩窄性心包炎的诊断中，心脏超声发挥着至关重要的作用。

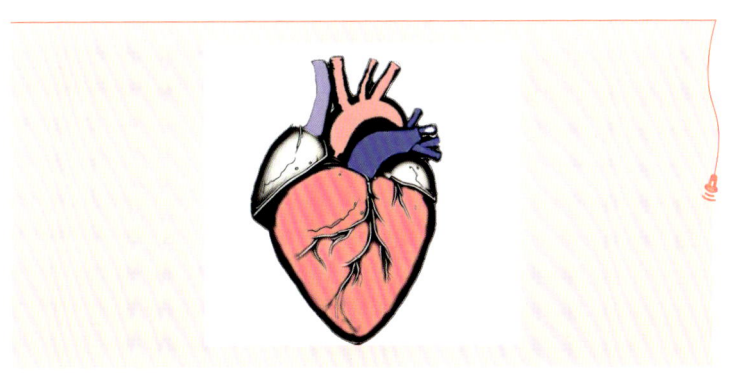

在心脏超声图像上，缩窄性心包炎表现为心包增厚、回声增强，心脏舒张受限，室间隔和左室后壁运动异常。此外，

心脏超声还能观察到心包积液、心脏瓣膜受累等情况。

在诊断缩窄性心包炎时,其他辅助检查同样发挥着重要作用。心电图可以揭示心脏电活动的异常,胸部 X 线有助于观察心脏形态和大小的变化,CT 和磁共振成像则提供了更为详细的影像学信息,能够清晰地显示心包增厚、钙化及心脏结构的异常,从而帮助医生做出准确的诊断。

这些检查手段的综合运用,为缩窄性心包炎的诊断和治疗提供重要的依据。

三、如何治疗缩窄性心包炎?

缩窄性心包炎的治疗主要包括药物治疗和手术治疗。药物治疗主要是抗炎、利尿,以缓解症状。当药物治疗无效时,需进行心包切除术,解除心包对心脏的束缚。

心脏超声作为诊断缩窄性心包炎的重要手段,为我们揭示了心脏铠甲的秘密。了解心脏超声,关注心脏健康,让我们共同守护生命的源泉。

(撰写:费洪文;绘图:费洪文)

四十五问 主动脉扩张要当心

想象一下,你的身体里有一个巨大的"气球",它每天都在不断地工作,将血液从心脏泵送到全身各个角落。这个"气球"就是我们的主动脉,它是人体最粗大的血管。但有时候,这个"气球"可能会变得不那么稳定,开始扩张,这就像是气球被吹得过大,随时都可能破裂。今天,我们就来聊聊这个身体里扩张的"气球"——主动脉扩张。

一、什么是主动脉扩张?

主动脉扩张是主动脉的管径异常扩大,超过正常范围(图45-1)。这种现象可能导致多种心血管并发症,想象一下,如果你的血管壁像气球一样被吹得越来越大,那是多么危险的事情!

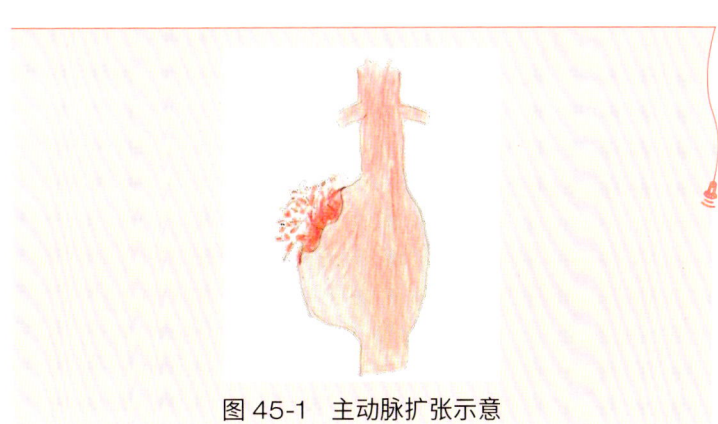

图 45-1 主动脉扩张示意

二、为什么主动脉会扩张？

主动脉扩张的原因有很多，比如高血压、动脉硬化、遗传性疾病等。长期未控制的高血压像不断冲击的波浪，损伤了血管壁；动脉粥样硬化的斑块像水管里的水垢，让血管壁变薄；某些感染像悄悄侵蚀的虫子，引起炎症导致扩张；以及外力撞击或手术创伤，这些都可能让主动脉失去原本的紧致结构，进而扩张。

三、心脏超声——早期发现主动脉扩张的"利器"

医生可以通过多种方式来检查主动脉是否扩张，比如超声和主动脉 CTA 检查。心脏超声能够清晰地显示主动脉的形态和血流情况，主动脉 CTA 则能够显示整个主动脉管腔内的情况。

四、主动脉扩张的危害有哪些？

主动脉扩张最大的危险就是破裂。一旦主动脉破裂，大量的血液会迅速流失，这就像是气球突然爆裂，情况非常危急，可能导致休克甚至死亡。

五、如何预防主动脉扩张？

控制血压：定期监测血压，遵循医生建议，合理用药。
健康生活方式：戒烟戒酒，均衡饮食，适量运动。
定期体检：定期进行体检，特别是对于有高血压、糖尿病等慢性病的人群，可以及时发现主动脉扩张。
预防感染：注意个人卫生，避免感染性疾病。

知识篇

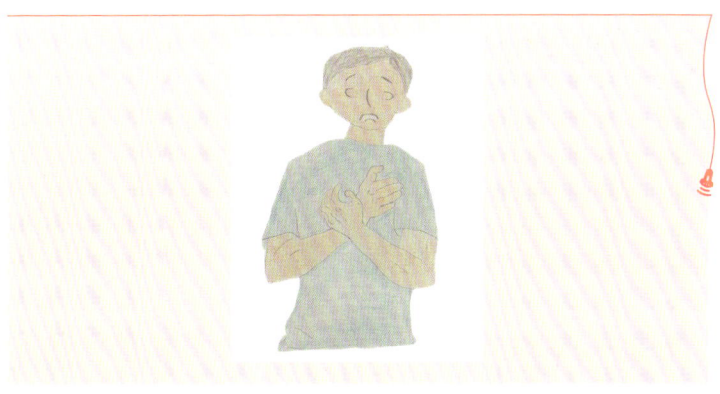

🔊 健康小贴士

主动脉扩张就像是身体里的一个"气球",需要我们细心呵护,防止其破裂。通过健康的生活方式和定期的体检,我们可以及时发现并预防这个"气球"的扩张,保护我们的血管健康,让生命之河畅通无阻地流淌。

（撰写：费洪文；绘图：李晓珊）

四十六问 马凡非麻烦——马凡综合征

随着清脆熟悉的超声叫号声，一个瘦瘦高高的身影推门而入。看到晓光的第一眼，我的脑海中就闪过两个字："马凡"，和旁边的学生小声说了句："可能是马凡"。学生还没有反应过来，晓光已经听到了，对我说："医生，我这个病是不是很麻烦啊。"我知道晓光说的麻烦和我说的马凡是两码事。

晓光身高 190 cm，体重 70 kg，今年大学刚毕业，入职体检时发现心脏有杂音，在家附近的医院检查提示主动脉瓣关闭不全。

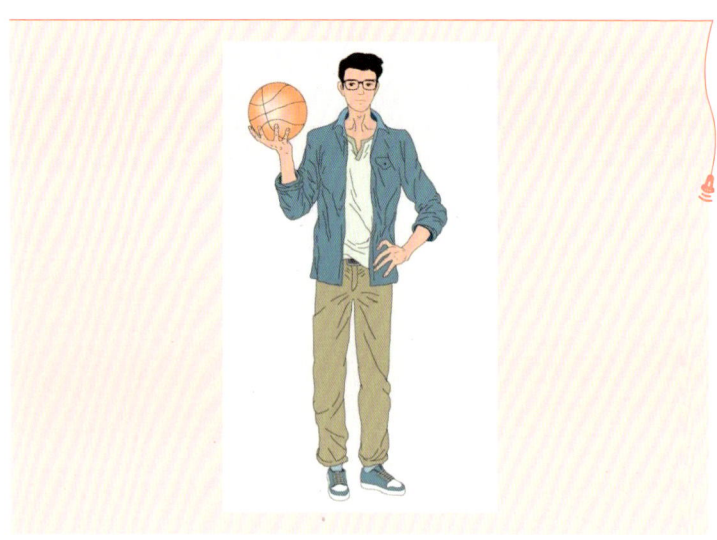

知识篇

彩超显示晓光的左心明显扩大,左室壁搏动幅度普遍轻度减弱,主动脉根部呈瘤样扩张,彩色多普勒显示主动脉瓣大量反流(图46-1)。晓光的心脏超声诊断结果为马凡综合征,已经存在左心力衰竭,对于他这种情况,建议尽早手术。

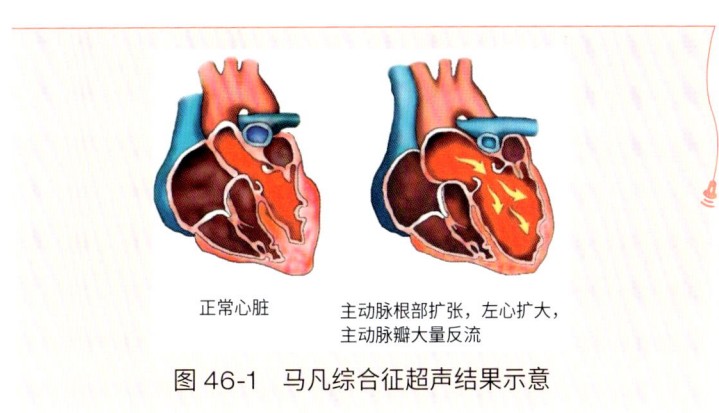

正常心脏　　主动脉根部扩张,左心扩大,主动脉瓣大量反流

图46-1　马凡综合征超声结果示意

检查结束后,晓光说:"不管麻烦不麻烦,我都会勇敢面对。"他真的是一位阳光男孩。《阿甘正传》里有句名言:"人生就像一盒各式各样的巧克力,你永远也不知道下一颗是什么味道。"人生具有太多的不确定性,无论未来的路是平坦还是曲折,都要时刻保持乐观积极的态度,面对每一天初升的太阳。

晓光进行了外科Bentall手术,也就是主动脉瓣置换、升主动脉人工血管置换和冠状动脉移植术。手术很顺利,恢复得很快,出院前复查心超人工瓣功能良好,听着人工机械瓣轻轻的有节奏的响声,希望晓光以后的日子如同他的名字,处处充满光。

什么是马凡综合征呢？1896年，巴黎儿科教授Antoine-Bernard Marfan首先报道一名5岁女孩，表现为细长指和骨骼异常，他称之为肢体细长症。1931年Weve建议定名为Marfan综合征（Marfan's syndrome）。马凡综合征是其音译词，是以发现此病的儿科教授的名字命名的。

Marfan综合征是一种常染色体显性遗传性疾病，发病率约为2/10 000～3/10 000。此病发生无地域特征，亦无性别差异。全身多处系统受累，包括骨骼系统、心血管系统和眼部。Marfan患者骨骼特征明显，包括身材修长、四肢过长、手指和脚趾细长，因此晓光在进诊室的一瞬间我就考虑到他可能患有此病。大多数患者有眼部的异常表现，包括晶体半脱位、虹膜震颤等。因为Marfan患者主动脉中膜薄弱，心血管改变主要累及主动脉根部和主动脉瓣，所以在病理上主要表现为主动脉中层囊性坏死、主动脉根部瘤样扩张和主动脉瓣关闭不全。在早期病变时主动脉根部仅表现为轻度增宽，当根部扩张到一定程度时，患者会出现活动时呼吸困难等症状，严重者可能会出现主动脉夹层破裂，危及生命。

罗兰：每个人心中都应有两盏灯光，一盏是希望的灯光；一盏是勇气的灯光。有了这两盏灯光，我们就不怕海上的黑暗和风涛的险恶了。

（撰写：张瑞芳；绘图：张瑞芳）

四十七问 心脏有个大窟窿
——室间隔缺损科普

室间隔缺损是最常见的先天性心脏病之一，指在胚胎发育过程中，室间隔发育不全而形成的缺损，约占先天性心脏病的30%。大部分父母会因为宝宝的心脏问题而焦虑、担忧。那么这到底是怎么一回事？需要治疗吗？能治好吗？会对孩子未来的成长产生影响吗？接下来让我们先了解一下什么是先天性心脏病。

一、什么是先天性心脏病？

心脏的发育过程就像是在"盖一个二层小楼"，每个楼层有两间房，楼上住着左心房和右心房，楼下住着左心室和右心室。左、右心房之间的"墙"被称为房间隔，左、右心室之间的"墙"被称为室间隔，这两堵墙彼此不相通。左心房和左心室之间的"门窗"是二尖瓣，右心房和右心室之间的"门窗"是三尖瓣，这些瓣膜确保血液只能由心房流入心室，而不能倒流。当然在建房子的过程中怎么能少了连接房室间的"管道"（主动脉、肺动脉）和"水电"（动静脉血流、传导束）系统呢，只有当所有设备、设施齐全时，才能建好这座"二层小楼"。但是如果在建造过程中"疏忽大意"或"偷工减料"，就会出现墙壁有洞、门窗关闭不严、管道错位或电路不通的现象。这些都会造成心脏结构和功能的异常，也就是我们所说的先天性心脏病。

二、室间隔缺损是怎么回事？

室间隔缺损形象地说就是左、右心室中间的"墙"有个洞（图 47-1）。如果在室间隔上面有个洞，血流就会从一个心室分流向另一个心室，从而增加心脏的负担，也使肺部血流明显增多，甚至引发肺动脉高压。临床症状轻重不等，表现各异。如果缺损较小（缺损面积 $< 0.5 \text{ cm}^2/\text{m}^2$），可无明显症状或轻微临床症状，中大型缺损（缺损面积为 $0.5 \sim 1.0 \text{ cm}^2/\text{m}^2$）可出现呼吸急促、喂养困难、生长发育缓慢，严重者出现发绀等缺氧症状。而导致这个"洞"的原因是由遗传（一级亲属先天性心脏病病史、Noonan 综合征）、环境（致畸物质、二手烟）、母体因素（病毒感染、缺乏叶酸）等交互所致。

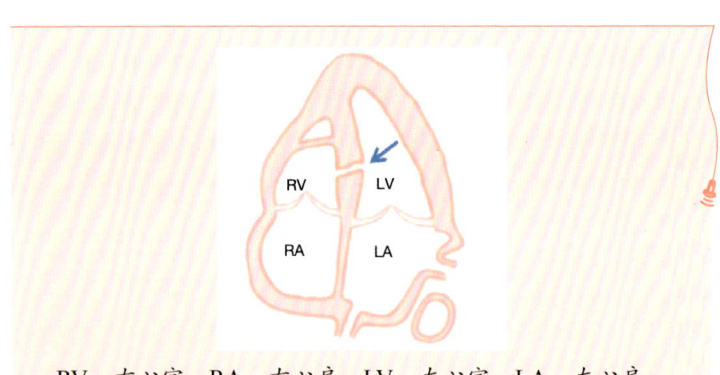

RV：右心室；RA：右心房；LV：左心室；LA：左心房。
图 47-1 室间隔缺损示意（蓝色箭头所示）

三、室间隔缺损能否自愈及如何治疗？

室间隔缺损能否自愈是家长最关注的问题，其自愈的概率与缺损的位置、大小有关，一般膜部和肌部室缺（特别是 < 5 mm），大多数患儿可以在 3 岁以前自愈，约为 40%~60%，通常不需要特殊干预，定期随诊即可，如果超过 5 岁，自愈的机会就微乎其微了。

室间隔缺损治疗方式一般是由患儿年龄、缺损的位置和大小决定的，主要有正中开胸手术修补、右侧腋下小切口开胸手术修补、介入封堵术等。对于单纯的室间隔缺损，介入和外科手术都能达到治愈的目的，预后良好。

健康小贴士

若宝宝检查出室间隔缺损，家长不要过于担忧。室间隔缺损属于简单先天性心脏病，及时经过规范的外科治疗跟正常人是没有差别的，对其生长发育及成年后的生育能力也没有太大影响。

（撰文：张小杉；绘图：张小杉）

四十八问 超声检查发现胎儿室间隔缺损怎么办?

30岁的曾女士怀孕23周了,这是她的第一个宝宝,一周前她到医院进行四维产科超声检查,满怀期待的她检查完后却陷入深深的紧张焦虑,原来超声发现她的宝宝心脏出现了问题——室间隔缺损。

什么是室间隔缺损?为什么宝宝会这样?对宝宝有影响吗?能治好吗?今天就带大家一起了解一下胎儿室间隔缺损。

一、什么是室间隔缺损?

室间隔缺损是胚胎时期心脏室间隔部位发育不全,导致左、右心室之间出现异常通道的先天性心脏病(图48-1)。室间隔缺损是最常见的先天性心脏病之一,占所有心血管系统畸形的20%~30%。

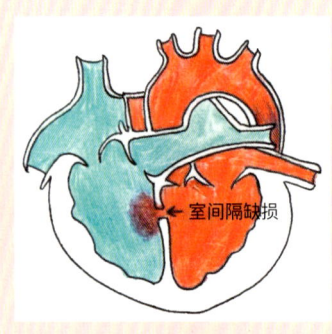

图48-1 室间隔缺损示意

二、为什么胎儿会出现室间隔缺损？

室间隔缺损是一种多因素疾病，可由母体因素引起，也可与其他致畸因素相关。除了遗传因素，环境因素也与室间隔缺损的发生有关，包括致畸物质（如酒精、维甲酸等）、母体未控制的疾病及母体感染。

三、室间隔缺损对宝宝有什么影响？

一般情况下，单纯室间隔缺损不会影响胎儿血流动力学的变化，一些病例在胎儿期自然闭合。室间隔缺损口径较小（一般指小于 3 mm），分流量较少者，宝宝出生后一般无明显症状；室间隔缺损较大，分流量较多者，可有发育障碍，活动后心悸、气促，以及反复出现肺部感染；少数特大室间隔缺损，出生后即可出现心力衰竭。

四、室间隔缺损的宝宝还能要吗？如何治疗？能治好吗？

当产前超声发现胎儿存在室间隔缺损时，应对胎儿进行超声心动图检查排除其他复杂的先天性心脏病畸形，同时应该对胎儿进行详细的结构彩超检查排除心脏外其他部位的畸形，并行遗传检测，如羊水穿刺、脐血穿刺等。

如果以上检查均未见明显异常，那么宝妈、宝爸就可以放心了，因为部分胎儿单纯性室间隔缺损在宫内或出生后两年内可自然闭合。

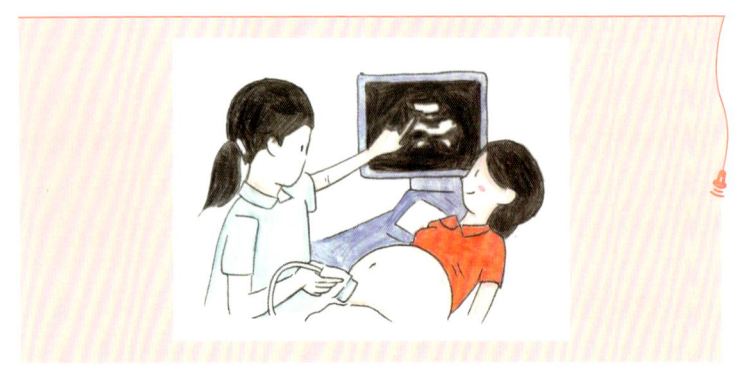

如果室间隔缺损很大，出生后就有严重的气喘、憋气等症状，需要尽早做手术治疗。如果症状轻一些，但有反复的肺部感染，患儿活动量大时会有气短症状，应该在2岁前做手术。如果室间隔缺损比较小，没有明显的症状，可以在学龄前再做手术治疗。

以目前的医疗技术，在大的先天性心脏病专科诊疗中心，室间隔缺损的治疗成功率可达到99%甚至更高。如果及时治疗，治疗成功后孩子的生长发育、运动能力及寿命能达到正常水平。

健康小贴士

遇到胎儿室间隔缺损不要怕，宝妈、宝爸们，室间隔缺损问题可大可小，切不可盲目引产，也不可掉以轻心哦！相信专业的医生会给准妈妈们最合理的建议。

（撰写：王庆慧　罗庆祎；绘图：周应欣）

知识篇

四十九问 超声心动图如何破解房间隔缺损之谜

在我们身体里,心脏如同一位不知疲倦的"泵血大师",夜以继日地辛勤工作,为全身各个器官输送着血液。但你是否知道,有一种心脏问题——房间隔缺损,正悄然影响着心脏的正常工作。房间隔缺损究竟是什么,它又会给我们的身体带来怎样的变化?我们应该怎么应对它?接下来,就让我们一同揭开它神秘的面纱。

一、房间隔缺损是什么?

房间隔缺损,这个听起来像是房屋装修问题的术语,实际上却是心脏里的一个小漏洞。想象一下,你的心脏就像一个精巧的"两室两厅"的房子。其中两个房间就是我们的左心房和右心房,而房间隔就是它们之间的那堵墙。如果这堵墙上有个洞,那么两个房间的空气(或者说血液)就会互相流通,这就是房间隔缺损的基本原理(图49-1)。

二、房间隔缺损有哪些危害?

这个小漏洞听起来可能无伤大雅,但实际上可能会引起一些"房间混乱"的问题。比如,右心房这个小房间可能会因为不断涌入的"访客"(血液)而变得拥挤不堪。这种拥挤不仅会让右心房感到压力巨大,还可能引发肺动脉高压。想象一下,这就像是你家里的通风系统突然堵塞了。长此以往，这种高压状态可能会导致心脏疲劳，甚至心脏功能衰竭。此外，这个小漏洞还可能引发心律失常，就像是舞会上突然播放了错误的音乐，让心脏的跳动变得紊乱。更糟糕的是，它还可能导致血栓在体内"迷路"，引发脑脓肿或中风。

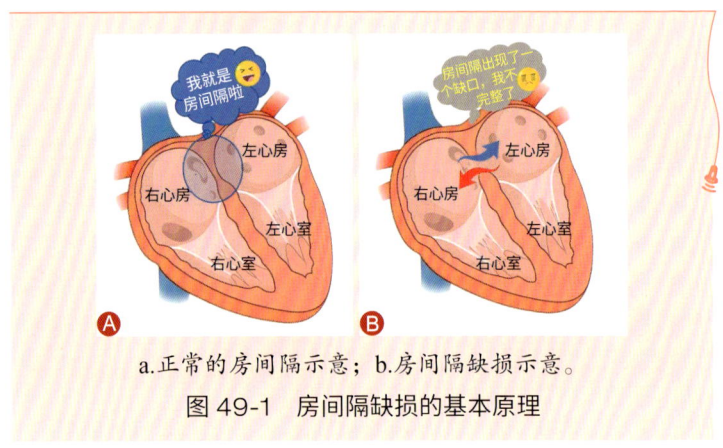

a.正常的房间隔示意；b.房间隔缺损示意。

图49-1 房间隔缺损的基本原理

三、如何发现这个不受欢迎的"漏洞"呢？

超声心动图就是那个能够揭示心脏秘密的"侦探"（图49-2）。它通过声波捕捉心脏的图像，就像是给心脏拍摄一系列高清照片和视频。医生可以通过这些图像，清晰地看到心脏的结构，包括那个可能存在的小漏洞。这个检查包括多个角度的拍摄，比如，二维灰阶超声可以给我们展示心脏的平面视图，而多普勒超声则能够捕捉到血液流动的动态画面。通过这些详细的图像，医生可以确定漏洞的位置、大小，甚至可以看到血液是如何通过漏洞在左心房与右心房之间流动的。

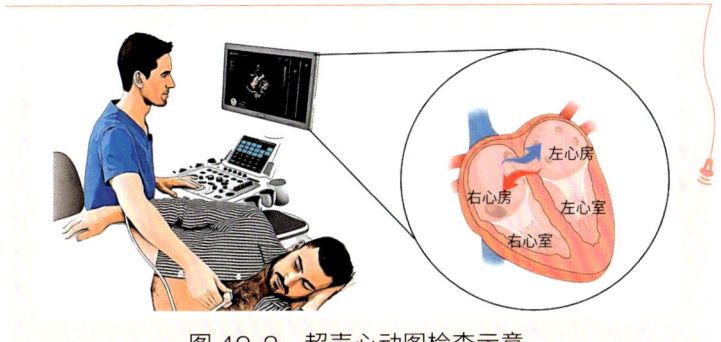

图 49-2 超声心动图检查示意

四、如何治疗房间隔缺损呢？

如果漏洞很小，可能不需要立即修补，因为它有可能自己恢复，特别是漏洞直径小于 5 mm 时。但是，如果漏洞较大，可能需要通过手术或经导管封堵来修复，这就需要请一个心脏"修补工"来修补你的房间隔。治疗的时机取决于病情的严重程度和患者的年龄。对于无症状的患儿，如果缺损小于 5 mm 可以观察，如果有右心房、右心室增大，一般主张在学龄前进行手术修补。成年患者如果存在右心房、右心室增大可手术治疗，合并有心房纤颤者也可同时手术，但肺血管阻力大于 12 个单位、出现右向左分流和发绀者则忌手术。

总的来说，房间隔缺损是一种可以通过超声心动图进行有效诊断的心脏疾病，及时的治疗，大多数患者可以取得良好的预后。

（撰写：吴纯；绘图：吴纯）

五十问 心脏上的"漏洞"——动脉导管未闭

"新生儿期行儿保发现心脏上有个洞?"

"心脏听诊有连续性杂音,超声发现有个洞?"

"劳累后心悸,胸闷,气喘,甚至心力衰竭、呼吸急促。"

就诊后通过医生听诊,做心电图、超声心动图等检查发现动脉导管未闭,那么它究竟是个什么样的疾病?

一、什么是动脉导管未闭?

动脉导管是新生儿时期肺动脉和降主动脉之间的生理连接,它将肺动脉血的主要部分分流到主动脉中。正常新生儿在出生10~15小时内,动脉导管随着动脉氧的增加而自然关闭。绝大多数婴儿出生3个月左右,动脉导管在解剖上逐渐闭合成为动脉韧带,如果持续不闭合,并产生病理生理改变,即称动脉导管未闭(图50-1)。

二、动脉导管未闭的原因有哪些?

(1)遗传因素:遗传因素是动脉导管未闭的一个重要原因。统计显示,动脉导管未闭的女性患者数量是男性的两倍。

(2)孕期因素:孕期患上某些疾病,比如风疹、流行性感冒、腮腺炎、糖尿病等。

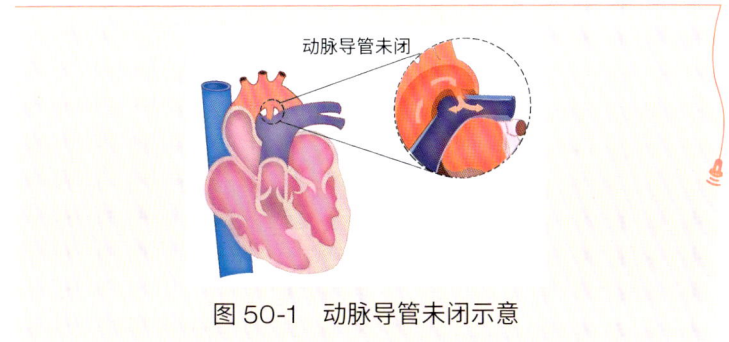

图 50-1　动脉导管未闭示意

（3）药物作用：孕妇在怀孕期间服用某些药物，比如治疗高血压、糖尿病、癌症等的药物，可能对胎儿的心脏发育产生不良影响，导致动脉导管未闭。

（4）其他因素：除了上述因素，还有其他一些因素可能导致动脉导管未闭，如出生地海拔高度和性别等可能对胎儿的心脏发育产生一定的影响，从而增加动脉导管未闭的风险。

三、动脉导管未闭会有哪些临床表现？

患者可出现劳累后心悸、呼吸困难、乏力等临床症状。动脉导管未闭可以导致血液左向右分流，使肺动脉血流量增多，肺动脉压力升高，发展到后期会引起心脏扩大、心力衰竭，还会引起心内膜的感染。

在儿童阶段，动脉导管未闭还有可能影响孩子的生长发育，所以在发现动脉导管未闭后要及时采取措施进行干预。

四、如何诊断动脉导管未闭？

超声诊断作为一种安全、无创且准确的检查方法，已经成为动脉导管未闭的首选诊断方法。通过超声心动图检查，可以清晰地观察到心脏和血管的结构及功能异常，从而做出精确的诊断并制订合适的治疗方案。

然而，任何一种诊断方法都有其局限性，因此在实际应用中需要结合患者的具体情况进行综合分析和判断。

五、发现动脉导管未闭需要怎么治疗？

（1）长期随访：部分婴幼儿的动脉导管未闭具有自愈性，且部分动脉导管未闭患者无明显临床症状、体征，该类患者可暂不干预，但仍需长期随访。

（2）药物治疗：从早期的吲哚美辛到后来的布洛芬和对乙酰氨基酚，非甾体抗炎药对于早产儿的动脉导管未闭闭合都有一定效果。

（3）手术治疗：对于有血流动力学意义的动脉导管未闭一经诊断可采取手术治疗，手术治疗又包括介入封堵术和外科手术两种，目前首选介入封堵术（图50-2）。

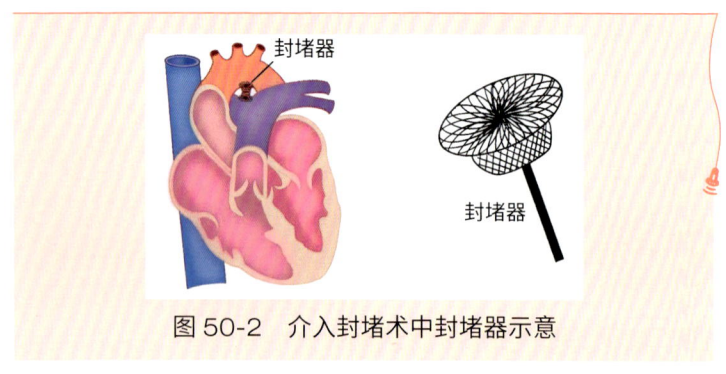

图50-2 介入封堵术中封堵器示意

（撰写：德央；绘图：周应欣 李诗莹）

知识篇

五十一问　房间隔膨出瘤——此"瘤"非彼瘤

房间隔膨出瘤是一种比较少见的先天性房间隔发育异常，是位于左右心房之间的房间隔的中间区域（图51-1），也就是结构比较薄弱的、称为卵圆窝的部分，组织结构过长和运动幅度增大，薄弱处呈囊袋状膨向低压侧心房或随心动周期左右摆动（图51-2）。房间隔膨出瘤可单独存在，也可与卵圆孔未闭或其他类型的心脏畸形并存。由此可见，房间隔膨出瘤并不是大众通常认知的实体性肿瘤，而是房间隔发育薄弱的部位呈囊袋状瘤样膨出的表现。

那么房间隔膨出瘤有什么危害呢？患者在看到房间隔膨出瘤的超声心动图诊断报告时，往往是比较紧张的，其实存在房间隔膨出瘤也无需紧张，因为绝大多数房间隔膨出瘤是在体检时发现的，平时可无任何症状，对健康的影响不大。

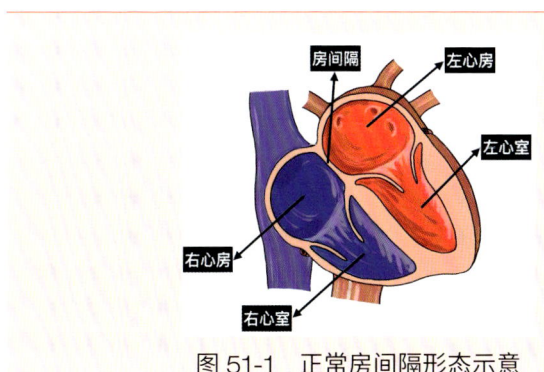

图51-1　正常房间隔形态示意

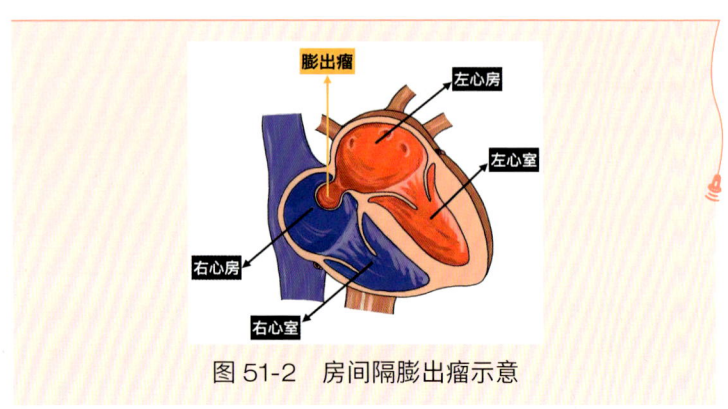

图 51-2　房间隔膨出瘤示意

仅有少数患者由于膨出瘤区域血流速度降低形成涡流，膨出瘤内形成微小血栓，血栓脱落导致体循环栓塞包括脑栓塞，当房间隔膨出瘤合并卵圆孔未闭时，脑栓塞的风险是增加的。因此，当患者发生原因不明的脑栓塞时，无论有无心脏病史，都应及时进行超声心动图检查以排除卵圆孔未闭或者房间隔膨出瘤。

房间隔膨出瘤是否需要治疗？如果没有任何症状，房间隔膨出瘤通常是不需要治疗的；当发生了脑栓塞后，可以给予抗栓治疗以预防再次发生栓塞；当房间隔膨出瘤合并卵圆孔未闭，同时伴有顽固性偏头痛或者发生过脑栓塞的患者，则建议行微创经导管介入封堵术，以缓解偏头痛、预防脑栓塞复发。

（撰写：姚桂华；绘图：姚桂华）

知识篇

五十二问 "兔唇"变"鱼嘴",你的主动脉瓣怎么了?

主动脉瓣二瓣化畸形是一种较为常见的心脏疾病,这种疾病在活产婴儿中的发生率超过千分之十,且男性居多,目前病因尚未完全明确,但遗传因素是其发展的重要原因之一。许多患者在得知自己患有这种疾病时感到困惑和恐惧,让我们来好好了解一下这种疾病。

一、什么是"主动脉瓣二瓣化畸形"?

主动脉瓣位于左心室和主动脉之间,正常的主动脉瓣共有三个瓣叶。心脏收缩时,三个瓣叶同时打开,血液由左心室进入主动脉;心脏舒张时,三个瓣叶协同关闭,防止血液从主动脉反流(图 52-1)。

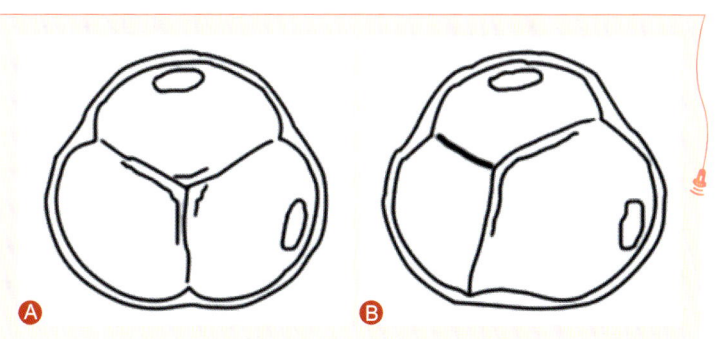

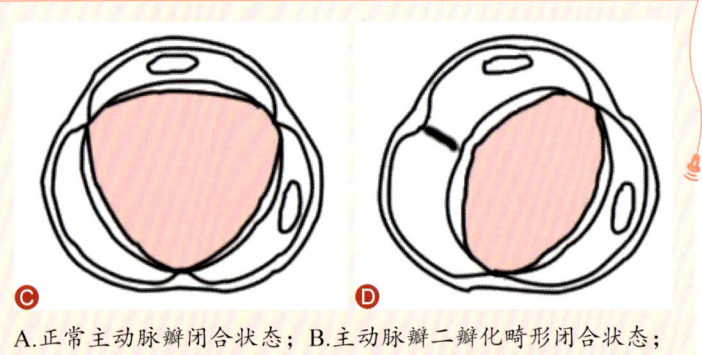

A.正常主动脉瓣闭合状态；B.主动脉瓣二瓣化畸形闭合状态；
C.正常主动脉瓣开放状态；D.主动脉瓣二瓣化畸形开放状态。

图52-1 心脏主动脉瓣形态对比

主动脉瓣二瓣化畸形即主动脉瓣的瓣叶部分融合，形成两个瓣叶而非正常的三个瓣叶，就像是正常的"兔唇"变成了异常的"鱼嘴"（图52-2）。因为瓣叶数量减少，瓣口开放面积受限，心脏收缩时主动脉瓣不能完全开放，心脏需要更努力工作才能正常泵血，长此以往导致血流速度增高、左心室肥厚等一系列问题。

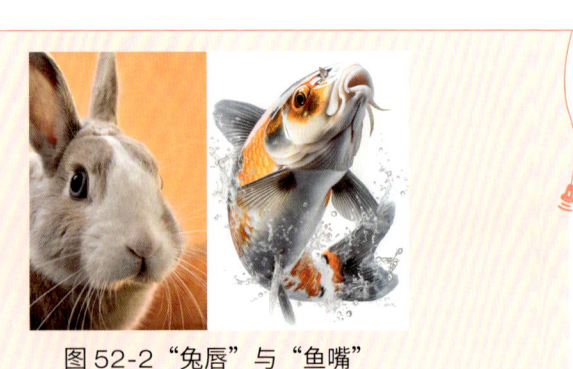

图52-2 "兔唇"与"鱼嘴"

二、"主动脉瓣二瓣化畸形"会出现什么症状?

该病通常在青少年时期被发现,可能没有任何症状,直到成年后才出现劳力性呼吸困难,比如运动或干活时感觉心有余而力不足。由于心脏无法有效泵血,身体各部位得不到充足的血液供应,患者容易出现疲劳和乏力。当心脏泵血功能受影响时,可能会导致脑部供血不足,引发头晕或晕厥,部分患者甚至出现胸痛、胸闷等心绞痛症状。

三、如何诊断出"主动脉瓣二瓣化畸形"?

该病的诊断通常通过心脏超声(超声心动图)检查进行。经胸超声心动图作为诊断该病的首选方法,不仅能清楚地显示主动脉瓣的形态,而且有助于对其常见并发症,如主动脉瓣功能异常、主动脉窦部及升主动脉扩张、主动脉缩窄等进行评估。部分患者由于声窗不佳等各种原因,需要经食管进行超声心动图检查。

四、"主动脉瓣二瓣化畸形"该如何治疗呢?

很多人仅仅是体检发现主动脉瓣二瓣化畸形,瓣膜开合功能良好、心功能正常,也不存在升主动脉病变,没有任何症状,一般无需手术处理,建议每年复查超声、评估病情进展情况,同时保持健康的生活习惯、禁烟戒酒、控制三高、适当运动。

如果有呼吸困难、胸痛、晕厥等症状,在药物治疗和生活方式调整无法有效控制症状时,可能需要进行手术治疗。

手术方式包括主动脉瓣修复术、置换术,以及球囊扩张术等,通常能显著改善患者症状和提高患者的生活质量。

(撰写:唐海霞 封思易;绘图:封思易)

五十三问 不幸运的"四叶草"——主动脉瓣四叶瓣畸形

世间一直流传着三叶草的传说,每片叶子都被赋予不同的含义,整体而言三叶草象征幸运,承载着人们对美好未来的期望。它的姊妹——四叶草,因更稀有,被更多人视为"幸运草"。

无独有偶,在主动脉瓣的世界里,有三个瓣叶,也有四个瓣叶,还有其他形态,到底谁才是"幸运儿"?

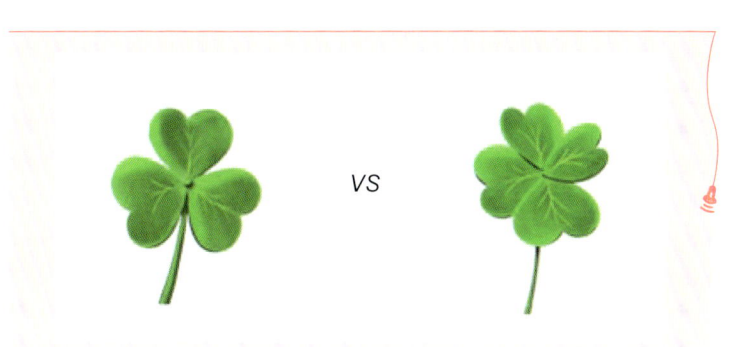

一、什么是主动脉瓣四叶瓣畸形?

主动脉瓣四叶瓣畸形是主动脉瓣存在四个瓣叶,这种瓣膜的数量异常易导致主动脉瓣的功能障碍,表现为关闭不全或狭窄。四叶瓣畸形可表现为对称型和不对称型。对称型瓣叶关闭时呈典型的"十"字结构,开放时呈"口"字结构,不对称型瓣叶开放时形式多样（图53-1）。主动脉瓣四叶瓣畸形非常罕见，其发生率小于0.05%。临床上四叶瓣畸形可单独存在，也可合并其他心脏疾病，如房间隔缺损、升主动脉瘤等。

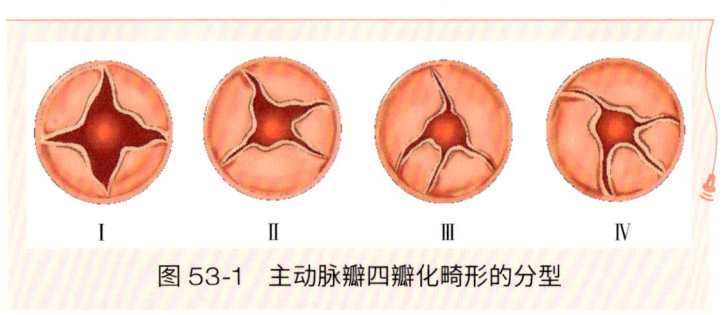

图53-1　主动脉瓣四瓣化畸形的分型

二、为什么会发生四叶瓣畸形？

先天性主动脉瓣四叶瓣畸形系胚胎期瓣膜发育障碍所致。在胚胎早期，动脉干分割为主动脉、肺动脉两条大血管，在瓣叶形成过程中，因动脉干的内膜隆起发育不良，最终造成瓣叶发育异常，呈现出异常的四叶瓣形态。

三、四叶瓣畸形有哪些临床表现？

临床上约50%的患者在50～60岁时出现症状，这可能与合并其他先天性心脏缺陷有关。多数患者存在不同程度的胸闷、胸痛、气促、晕厥等症状，少数患者无明显不适。中老年患者易合并主动脉瓣反流或狭窄，另有部分患者可发生感染性心内膜炎或合并瓣膜脱垂。

四、四叶瓣畸形如何诊断？

超声心动图可清晰显示主动脉瓣瓣膜的数目、形态结构及开闭情况，需结合临床资料，为诊断及治疗提供参考。相比于经胸超声心动图，经食管超声心动图更贴近心脏内部结构，有效避免经胸探查时，因肥胖、肺部疾患等引起的声能衰减等干扰因素，是该病首选的诊断工具。

五、四叶瓣畸形如何治疗、预后会怎样？

病情较轻的患者，需注意休息，保证饮食营养均衡，可遵医嘱进行药物治疗。病情较重的患者，应考虑手术治疗。目前常用术式为经导管主动脉瓣置换术，旨在恢复主动脉瓣的正常功能。无论是轻症还是重症患者，及时诊断和治疗是控制病情发展的关键。同时，患者需要积极地调整生活模式并按照医嘱定期复查，以减轻心脏负担并促进身体康复。

（撰写：朱向明　陈许滢；绘图：朱凌薇）

五十四问 少女高血压背后的秘密：主动脉弓缩窄

17岁的小童正站在人生的十字路口，即将迎接高考的挑战。然而，最近她总是感到头晕目眩，一查血压，竟然高得吓人。这让她的老师和父母都感到困惑不解：这么年轻的女孩，怎么会有高血压呢？

带着种种疑惑，小童在父母的陪同下到医院就诊。心内科的医生们迅速行动起来，为小童做了一系列检查。他们发现，小童的心率和血压都偏高，但更关键的是，在检查双侧肾动脉时，医生们捕捉到了一些不同寻常的线索。

正常情况下，肾动脉的血流速度是很快的，就像一条湍急的河流。但小童的肾动脉血流却像是一条缓缓流淌的小溪，流速慢，加速时间长。这种异常引起了医生们的警觉，他们决定深入研究。

随着检查的深入，医生们发现小童的心脏和肾脏都没有问题，但超声显示主动脉弓却有些不对劲。主动脉弓是心脏上方的一条大血管，它负责将血液输送到全身各处。但小童的主动脉弓在降主动脉起始段突然变细，就像一根被掐住的水管，导致血液流动受阻，进而影响全身的供血。

这种受阻的血液流动带来了两个问题：一是血液在主动脉弓缩窄处上方积聚，使得压力升高，导致高血压；二是血液在缩窄处下方流动变得缓慢，影响了肾脏等重要器官的供血，从而导致肾动脉频谱的异常。

正常的主动脉弓
管腔畅通无阻

缩窄的主动脉弓
管腔堵塞

找到病因，医生们迅速为小童制订了治疗方案。传统的治疗方法是切除狭窄段，然后进行端-端吻合重建。但随着医学技术的发展，小童可以选择更加微创的胸主动脉腔内治疗，通过置入支架来拓宽狭窄的管腔（图54-1）。

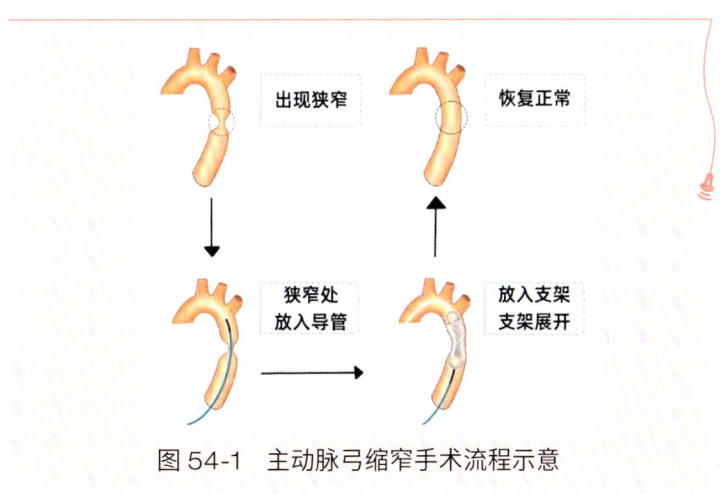

图54-1 主动脉弓缩窄手术流程示意

小童的手术进行得很顺利，术后她的血压逐渐恢复了正常，头晕的症状也消失了。这次经历让小童和她的家人深刻体会到了健康的重要性，也让他们认识到身体不适时要及时到正规医院就诊的重要性。

健康小贴士

小小高血压，学问非常大，病因多又杂，不要忽视它。高血压并不是老年人的"专利"，年轻人也可能因为各种原因而患上高血压。当感到身体不适时，一定要及时就医，通过规范的诊疗来发现问题所在，并采取相应的治疗措施。

（撰写：张艺　吕清；绘图：张艺）

知识篇

五十五问 最常见的复杂先天性心脏病——法洛四联症

世界上真的有蓝色的小孩儿吗?

答案是:有的!

只要一哭闹,他的嘴唇、甲床甚至皮肤都变成了蓝紫色,这就是最常见的复杂先天性心脏病——法洛四联症。

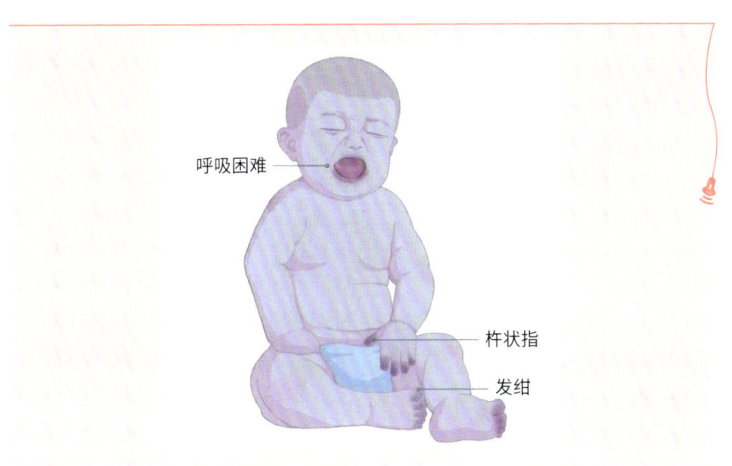

一、什么是法洛四联症?

法洛四联症有四种畸形,同时存在。一是肺动脉狭窄,这会导致从右心室到肺动脉的血流受阻。二是室间隔缺损,使得左右心室之间存在异常通道。三是主动脉骑跨,主动脉部分骑跨在左右心室之间。四是右心室肥厚,这是机体为了克服肺动脉狭窄而产生的适应性变化。这四种畸形相互影响，共同导致了低氧血症、发绀及心功能不全等临床表现。

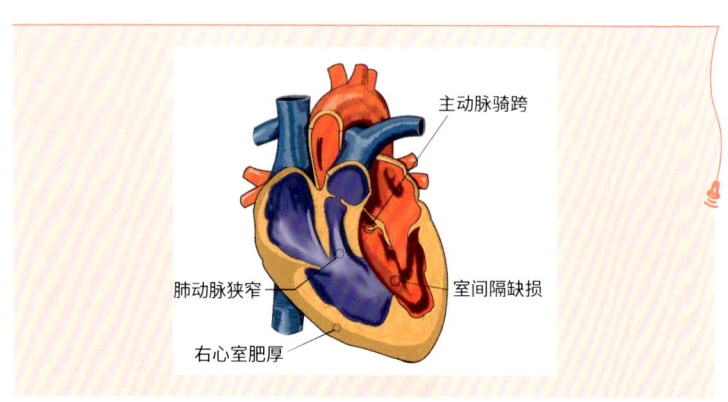

二、法洛四联症患儿为什么被称为"蓝小孩"？

法洛四联症患儿由于四种心脏结构畸形，导致肺部血流减少，血液中氧气含量不足，从而出现全身皮肤黏膜，尤其是口唇、指（趾）甲床等部位的发绀。随着病程进展，这种发绀现象越来越明显，使患儿的皮肤看起来呈青紫色，故而被形象地称其为"蓝小孩"。

三、法洛四联症是怎么形成的？

法洛四联症主要是由环境或遗传因素或其组合导致的。多项研究表明，家族中若有先天性心脏病患者，尤其是法洛四联症患者，其亲属发病风险会升高。孕前3个月感染病毒、孕期服用某些药物、过量的辐射暴露、长期接触一些有害物质及孕妇年龄过大和过小都是重要的危险因素。

四、法洛四联症怎样预防？

积极做好产前检查工作，积极治疗影响胎儿发育的疾病，如糖尿病、系统性红斑狼疮等。应尽量避免使用已经证实有致畸作用的药物，避免接触有毒、有害物质。对高龄产妇、有先天性心脏病家族史、夫妻一方有严重疾病或缺陷者，应重点监测。

五、若不幸确诊为法洛四联症该如何应对？

一经确诊应尽早行手术治疗。随着心外科技术水平的提高，法洛四联症手术患者的年龄越来越小，一般在2岁前完成手术。绝大多数患儿可行根治术，只有在不适于行根治手术时才考虑行姑息（体－肺动脉分流）手术，后期再行根治术，绝大多数患儿可完全恢复正常生活。

（撰写：朱向明　陈雨；绘图：朱凌薇）

五十六问 心脏内的致命"果冻"

提到肿瘤,我们常听到甲状腺癌、乳腺癌、肺癌、肝癌等,很少听到心脏肿瘤。然而,心脏也同样会发生肿瘤,今天我们就来了解一下心脏中最常见的肿瘤——黏液瘤。

一、什么是黏液瘤?

心肌细胞属于终末分化细胞,也就是说,从出生后心肌细胞便不再分裂增殖,那为什么心脏还能长肿瘤呢?这是因为心脏中还存在其他类型的细胞。黏液瘤可能起源于多能间充质干细胞或神经心内膜组织,可发生在心脏各个房、室腔,但以左心房最为常见,多附着于房间隔卵圆窝附近(图 56-1)。

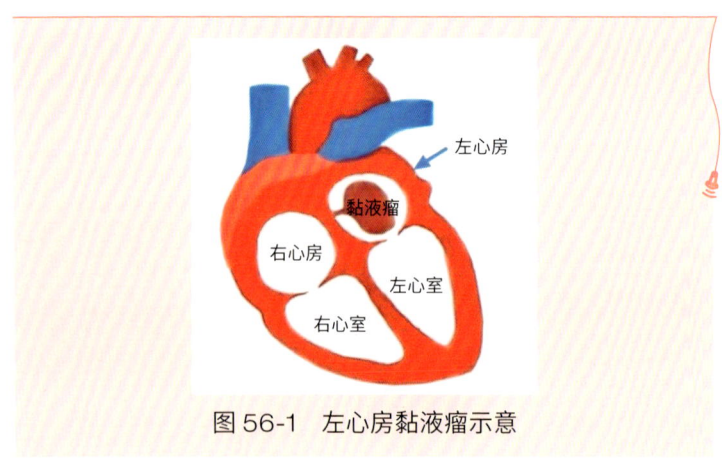

图 56-1 左心房黏液瘤示意

二、如何发现和诊断黏液瘤呢？

黏液瘤首选超声心动图检查，即我们通常所说的心脏彩超，可观察到瘤体的大小、位置及瘤体回声情况，同时也能评估瘤体的活动度、附着位置及有无瓣膜阻塞等。

三、为什么软如"果冻"的良性肿瘤会致命呢？

如图56-2所示，黏液瘤通常通过蒂与房间隔相连，活动度较大，随着心跳摆动，若瘤体卡在瓣膜间会引起血流障碍。此外，黏液瘤组织疏松、易碎，脱落的肿瘤碎片随着血液流动，进而堵塞血管。左心房黏液瘤脱落后易栓塞脑动脉和肢体动脉，而右心房黏液瘤脱落后易引起肺栓塞。

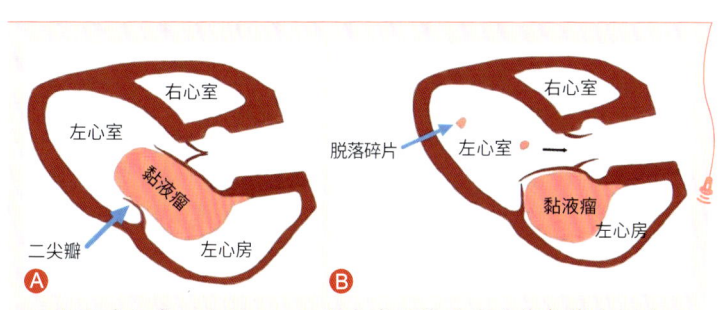

A.黏液瘤阻塞二尖瓣口；B.黏液瘤脱落碎片（蓝色箭头）进入体循环。

图56-2 黏液瘤的危害

四、黏液瘤会有哪些不适呢？

部分患者没有症状，仅在体检或其他疾病就诊时被发现。然而，若黏液瘤阻塞瓣膜或发生碎片脱落，可能会出现呼吸困难、胸痛、晕厥或是脑梗、肢体疼痛、麻木、发冷等症状，应及时就医。此外，黏液瘤还可表现为食欲不振、发热咳嗽、心慌乏力、体重减轻、关节肌肉疼痛等。

五、检查出黏液瘤怎么治疗？预后如何？

黏液瘤一经发现应尽早行手术切除，以免出现卡顿、栓塞或恶变。手术方式包括传统开胸手术及微创手术，通常采用开胸手术，因为黏液瘤易破碎。术后，患者预后通常较好，但仍有复发可能，复发率约为 5% ~ 14%。故黏液瘤术后患者要定期复查心脏彩超，以监测病情变化。

（撰写：张小杉；绘图：张小杉）

五十七问 心腔内血栓：心脏里的"隐形杀手"

> 老李今年65岁，平时身体还算硬朗，偶尔跳跳广场舞打发闲暇时光。最近一次晨练中，他突然感觉头晕目眩，说话也变得含糊不清，还伴有右侧肢体无力。被紧急送到医院检查后，医生告诉家属："患者是心房里的血栓脱落跑到了大脑，造成了脑梗死，需要立即治疗！"

心腔内血栓，这个心脏里的"隐形杀手"，究竟是什么？它为何会悄无声息地形成，又如何能瞬间带来致命威胁？今天，我们就来好好了解一下。

一、什么是心腔内血栓？

如果把心脏比作一个不停工作的水泵，血液就是流动的水。正常情况下，血液在心脏内顺畅流动，但在部分病理状态下，血液会在心腔内某个角落形成凝块，这就是心腔内血栓。血栓的主要成分包括纤维蛋白、红细胞和血小板。

二、为什么会形成血栓？

血栓形成的原因可归纳为 Virchow 三联征，包括：①血管内皮损伤；②血流状态改变：血流缓慢、瘀滞或涡流形成；

③血液高凝状态：血小板和凝血因子增多或功能改变，凝血功能增强，纤维蛋白溶解系统活性降低。就像一条小溪，水流缓慢的地方容易积攒落叶（血流缓慢），河床有裂缝的地方易被杂物卡住（内皮损伤），水质变黏稠后更容易积存杂物（血液高凝）。

常见的诱因包括房颤、心力衰竭、心肌梗死等心脏疾病。左心耳血栓最常见，尤其是房颤患者，其次是左心室附壁血栓。右房血栓、右室血栓相对较少见，多来源于下腔静脉或下肢深静脉。

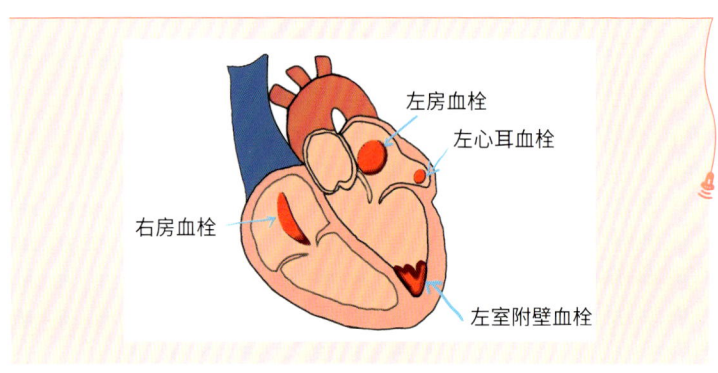

三、血栓有哪些危害？

心腔内血栓最危险的是它可能随时"旅行"。如果血栓脱落，随血流运行到大脑，就会造成脑梗死；到肺部则可能引起肺栓塞；到其他器官也会导致相应部位的供血不足。这就像河流上游的堵塞物突然脱落，可能会堵住下游的任何位置。

四、如何发现心腔内血栓？

经胸超声心动图是发现心腔内血栓最常用的检查方法，可初步诊断，判断病灶部位、大小、边界及局部血流动力学改变等。必要时联合心脏超声造影检查，通过显示血供情况帮助与其他心脏占位性病变相鉴别。经食管超声心动图能提供更清晰的图像，是探查左心房及左心耳血栓的"金标准"。

五、如何预防和治疗血栓？

如果您没有高血压、糖尿病等高危因素，不必过于担心，做到适度运动，避免久坐不动，保持健康的生活方式。

如果您有心房纤颤、心力衰竭等疾病，预防血栓形成的关键是及时治疗原发疾病，并遵医嘱服用抗凝药物。

一旦发现血栓，需及时就诊并遵医嘱使用药物治疗，严重者可能需要手术取栓。这就像疏通水管，既要溶解堵塞物，有时又需要机械清除堵塞物。

健康小贴士

心腔内血栓是心脏里的"隐形杀手"，通过了解其成因、危害及预防和治疗方法，我们可以有效降低风险。保持健康生活方式、积极治疗原发疾病、定期检查是预防疾病的关键。一旦发现血栓，应严格遵医嘱治疗，按时复查，避免擅自停药或更改治疗方案。关注心脏健康，守护生命安全！

（撰写：谢盈　吴文谦；绘图：谢盈）

五十八问 开往心脏的危险列车
——致命的急性肺栓塞

王先生在打羽毛球时不慎跌倒,无法站立,120急救车将其送至当地医院,经诊断为腓骨骨折,医生为其实施石膏外固定治疗,嘱其卧床休息,同时抬高下肢。

王先生卧床一周后,突然出现呼吸困难、胸痛,急忙返回医院复查,接诊医生发现患肢明显肿胀,氧饱和度明显下降,怀疑为下肢骨折后深静脉血栓脱落导致的急性肺栓塞。立即行床旁下肢血管超声检查,发现下肢深静脉内存在大量血栓,随即超声心动图及CT检查证实患者发生了肺栓塞。立即对其进行了溶栓治疗,患者康复出院。

一、下肢深静脉血栓是如何形成的?

下肢深静脉内血液向心回流主要依靠肌肉收缩产生的压力。该患者发生骨折并采取石膏固定,长期卧床导致深静脉内血液缺乏回流的动力,随着时间的推移,血液中的血小板、红细胞等成分逐渐聚集凝固,形成血栓(图58-1)。血栓沿着血管管腔蔓延,如同由多节车厢串联起来的列车停在隧道中,脱落的血栓就像一列火车开向心脏,极度危险。

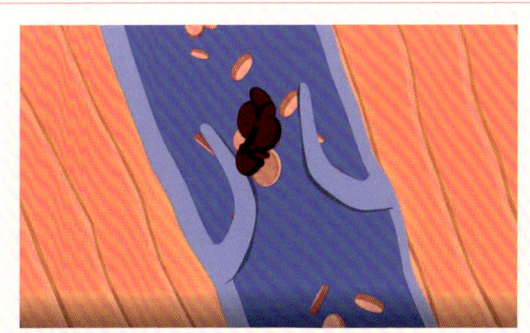

图 58-1 下肢深静脉血栓

二、为什么会发生急性肺栓塞？

随着患者体位的改变及下肢肌肉收缩，部分与血管壁附着不紧密的血栓脱落，脱落的血栓随静脉血流回心，最终对肺动脉主干或分支产生堵塞，引发急性肺栓塞。

三、肺栓塞有哪些表现？

由于血栓堵塞肺动脉，人体的血液回流受阻，无法与吸入的氧气结合，导致身体急剧缺氧、呼吸困难、胸痛、心力衰竭等症状，具有病情危急、进展迅速等特点，严重的情况下甚至猝死，严重威胁患者生命安全。

四、哪些检查可以早期发现下肢深静脉血栓的形成？

彩色多普勒超声因其无创、可重复性强、能双侧对比，能动态观察静脉管腔内是否存在血栓及血栓附着的部位、大小、形态及血流状况，是下肢深静脉血栓的首选检查方法。

五、心脏超声能看到肺栓塞吗？

超声心动图能发现存在于肺动脉主干或左右肺动脉起始段内的血栓，也能发现一些血栓堵塞远端所致的继发改变。

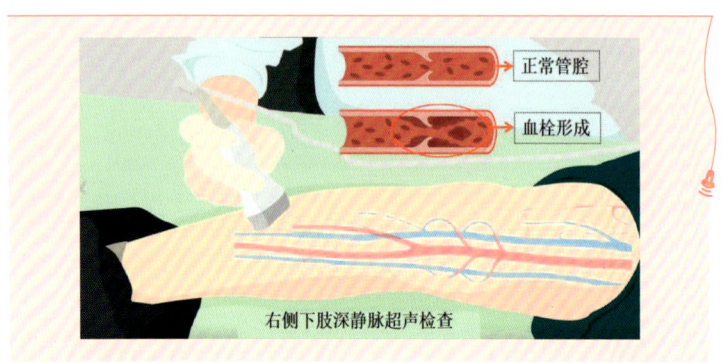

六、骨折后该怎么预防下肢深静脉血栓的形成？

早期应按计划锻炼，如做足趾及踝关节的主动或被动运动，配合扩胸、深呼吸和咳嗽等动作。对于高风险人群，可遵医嘱使用抗凝药物治疗。条件允许后应尽早下床活动，促进下肢静脉血液回流，从而有效预防下肢静脉血栓的发生。

健康小贴士

下肢深静脉血栓尤其好发于长期卧床或下肢制动的患者。因此，骨折后一旦发生下肢肌肉肿胀、疼痛，应及时就医，以免血栓脱落引发肺栓塞堵塞肺动脉。

（撰写：谭琳　郭燕丽；绘图：谢德波　邓军）

五十九问 沉默杀手需警惕,下肢深静脉血栓你了解吗?

深静脉血栓是血液在深静脉内形成血凝块,引起静脉回流障碍的疾病,通常发生在下肢(图 59-1)。下肢深静脉血栓有哪些危害?哪些症状、哪类人群需要引起重视?如何及时诊断及预防?接下来让我们一起了解下肢深静脉血栓。

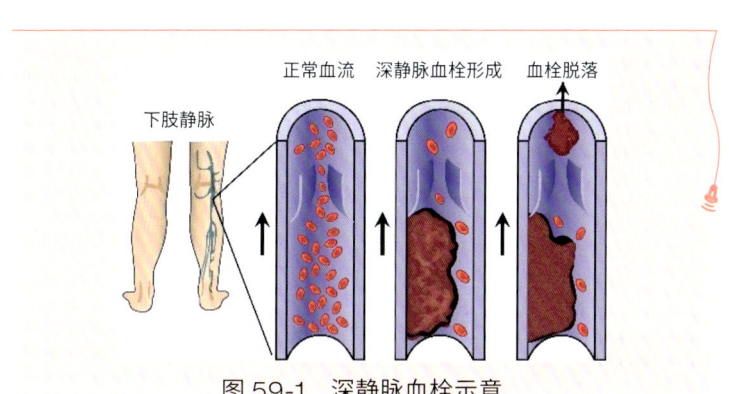

图 59-1 深静脉血栓示意

一、下肢深静脉血栓形成的危害都有哪些?

(1)肺栓塞:肺栓塞是下肢深静脉血栓最严重的并发症之一。下肢深静脉血栓早期容易脱落移行到肺部形成肺栓塞,致死率高达 70%。然而,血栓形成早期可以没有明显症状而容易被忽略,故血栓被称为"沉默的杀手"。

(2)血栓后综合征:血栓后综合征是下肢深静脉血栓形成的远期并发症。静脉阻塞和深静脉瓣膜功能受损,导致长期的静脉高压和静脉回流障碍,从而引起肢体肿胀、疼痛、皮肤色素沉着甚至皮肤难愈性溃疡等一系列症状。

二、下肢深静脉血栓的临床症状有哪些?

(1)患肢单侧肿胀:如果肢体肿胀迅速出现,特别是伴有疼痛时,就要怀疑是否患有下肢深静脉血栓。

(2)腿部疼痛,皮温升高:下肢深静脉血栓引起的疼痛会在行走或脚向上弯曲时发作,患处皮肤可出现变热或变色。

(3)胸痛:肺栓塞和心脏病发作的症状有相似之处,但肺栓塞往往是剧痛或刺痛,深呼吸时加重,两种疾病都需要立即就医。

(4)呼吸急促或心跳加速:肺中的血栓会减缓氧气的流动,当氧气含量较低时,心率就会上升,以弥补氧气的短缺。患者会感觉胸部震颤和呼吸困难,还会感到头晕,甚至昏厥。

三、容易发生下肢深静脉血栓的人群有哪些?

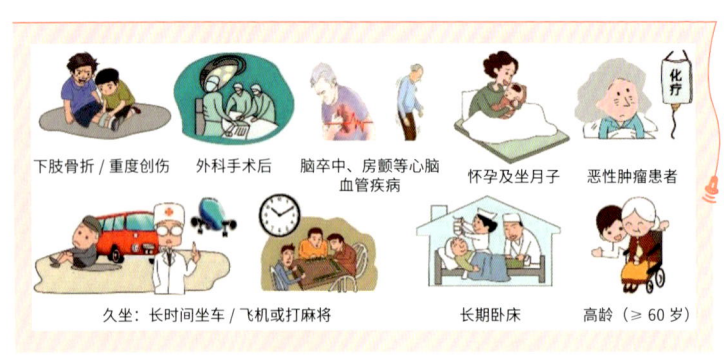

四、下肢深静脉血栓如何能得到及时诊断?

超声具有无创,无辐射、便捷快速的优势,是诊断下肢深静脉血栓的首选检查方法,能够评价血栓形成趋势;诊断血栓形成;评价血栓的部位、范围、活动度、阻塞程度;随诊血管再通、血栓复发、静脉瓣功能等,在下肢深静脉血栓的诊断和随访中发挥重要作用。

五、如何预防下肢深静脉血栓?

久坐不动与下肢深静脉血栓发病关系密切,生活和工作中应改掉久坐不动的习惯,"动起来"是预防下肢深静脉血栓形成的最有效措施。

(撰写:李诗文 马春燕;绘图:白洋 于仲雪)

六十问 右心房内的"异常回声"
——揭秘界嵴

刘阿姨拿着刚刚完成的心脏彩超报告,满心疑惑地找到了医生。

刘阿姨:医生,为什么我在市医院的彩色多普勒超声检查结果说我右心房有个东西,而您的报告上却没有呢?

医生耐心地解释道:右心房里确实存在一个"异常回声",但您不必紧张,它是心脏的一个正常结构,叫作界嵴。

刘阿姨:原来是这样啊。那我需要为界嵴担心吗?需要做手术去掉它吗?

医生:别担心,通常情况下是不需要的。

刘阿姨听后,心中的大石头便落地了,随后说道:好,那我就放心了。

今天,我们就一起来探索这个心脏中的"神秘地带",右心房界嵴。

一、什么是界嵴呢?

界嵴是一条位于右心房侧壁的肌性隆起,从上腔静脉口前方一直延伸至下腔静脉口前方,与下腔静脉口前方的欧氏嵴相延续。它是右心房内的一个标志性解剖结构,对心脏的结构和功能都至关重要。

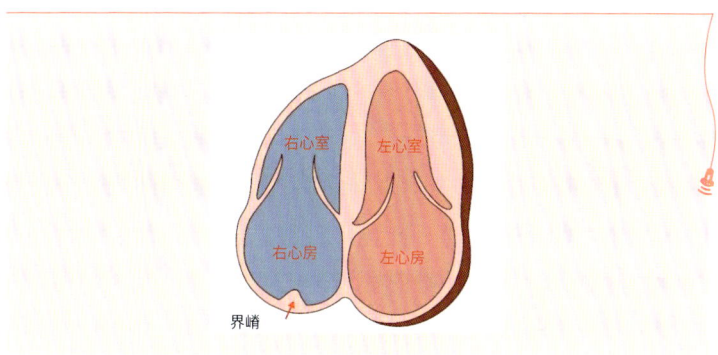

二、界嵴是什么时候形成的呢？

在胚胎发育的第 6 ~ 8 周，界嵴形成。这个过程中，一些特殊的起搏细胞也聚集到了界嵴的上方，为心脏跳动提供了动力。

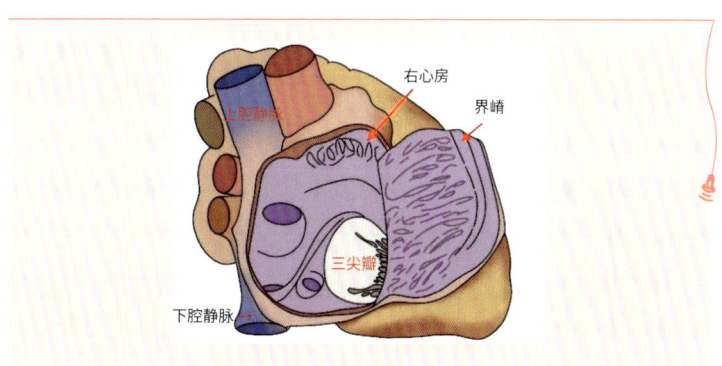

三、界嵴有什么作用呢？

界嵴在心脏中扮演着多重角色。它不仅是右心房内的一个解剖屏障,对传导有隔离和屏蔽作用,在心房内折返性心动过速的发展中起到重要的作用;还是局灶性房速的重要起点。此外,界嵴的肌纤维排列整齐,使得电信号在其中快速传导,这有助于心脏保持稳定的跳动。

四、界嵴在鉴别诊断时为什么容易被混淆呢?

界嵴在超声检查时一般显示不明显。然而,有少数人的界嵴比较粗大,超声检查时表现为右心房顶部的一个突起,这种形态与某些占位性病变,例如肿瘤或血栓,颇为相似。超声检查中,如果医生能够准确识别出界嵴,就可以避免将其误认为是占位性病变。

五、界嵴是否需要手术呢?

界嵴是正常结构,不需要手术治疗。当然,也有一些特殊情况。若界嵴形态、位置异常或与周围组织粘连、增生,可能会影响心脏功能和心电传导。但即便如此,是否需要手术也需要根据具体情况来判断。

总之,界嵴本身是一个正常的解剖结构,因此,这个右心房的"异常回声"只是界嵴的正常形态,无需担心。对界嵴有了更深入的认识,你便能更加从容地面对它了。

(撰写:王文斯 关欣;绘图:王文斯)

知识篇

六十一问 卵圆孔未闭，需不需要治疗？

"医生，我的心脏上有一个孔，这个严重吗？"

"医生，我体检发现卵圆孔未闭，是不是必须做手术啊？"

随着人们健康理念的提升，越来越多的人在健康查体时会进行心脏超声检查，有一部分人查出"卵圆孔未闭"，那么，什么是卵圆孔未闭？超声检查时发现卵圆孔未闭需要进行治疗吗？今天，就让我们一起来了解卵圆孔的前世今生。

一、什么是卵圆孔未闭？

从字面意思看，就是卵圆孔未闭合，我们知道，心脏是由左右心房和左右心室组成，也就是"两室两厅"的结构，"卵圆孔"是胎儿时期连通左右心房的一个必需的生理性通道，相当于心房之间的一个功能性小孔（图61-1）。

由于胎儿肺部未发育成熟尚不具备气体交换的功能，胎儿通过脐带直接从母体获得的含氧血通过静脉到达右心房后，不经过肺循环，直接从右心房通过卵圆孔到达左心房，再到达左心室，通过左心室的射血到达全身各个器官，从而维持胎儿体内的血氧平衡。

胎儿出生后，气体进入肺泡，肺内的压力和右心的压力逐渐下降，血液通过右心房经过右心室进入肺循环，而不再通过卵圆孔进入左心房。卵圆孔，这个曾经的生命通道也逐渐失去了它存在的意义，逐渐发生功能性闭合，大多数人会在出生后1年左右达到解剖学上的闭合。如果卵圆孔持续不闭合，我们便称其为卵圆孔未闭。

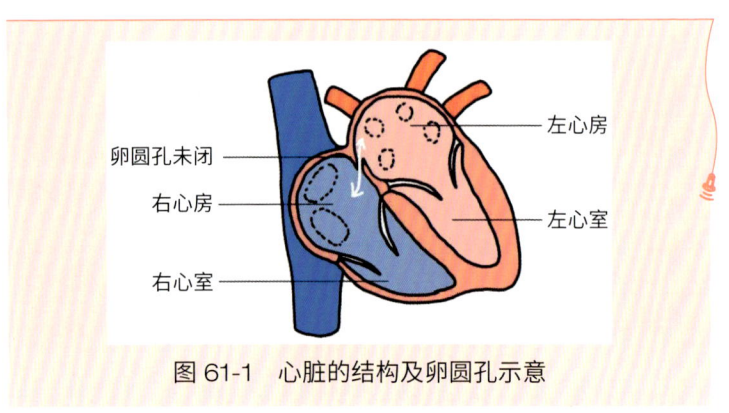

图61-1 心脏的结构及卵圆孔示意

二、卵圆孔未闭是先天性心脏病吗？

我们通常并不将其归为先天性心脏病，因为它不像房间隔缺损一样是先天性的发育缺陷，而是由于生理性的通道未闭合造成的。

三、如何诊断卵圆孔未闭？

经颅多普勒超声发泡试验是最常用的方法，其次是心脏超声，前者只能提示存在卵圆孔未闭，而心脏超声可以看见卵圆窝处存在缝隙或缺损，或彩色多普勒显示该处的分流。在经胸超声心动图检查无法明确时，需要经食管超声心动图检查以明确诊断。

四、超声心动图查出卵圆孔未闭是否需要治疗？

由于卵圆孔的分流量很小,一般不会对血流动力学造成明显的影响,所以大部分人无明显的临床症状,并不需要进行治疗。少数情况下,卵圆孔未闭可能与神经系统症状,比如脑梗、偏头痛等相关,此时通过相关检查明确诊断后,可以考虑进行经导管卵圆孔未闭封堵术,从而缓解或减轻患者相关临床症状。

(撰写:张婷婷　王浩;绘图:张佳琦)

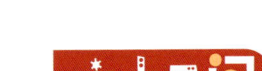

从"心"了解偏头痛
——卵圆孔未闭

当你出现先兆性偏头痛时,需要多个心眼,因为你真的可能多长了一个"心眼",也就是卵圆孔未闭。

一、什么是卵圆孔未闭?

卵圆孔是胚胎时期房间隔的一个生理性通道。出生后,大多数人在出生一年左右自行闭合,未能闭合者在房间隔中部形成一个潜在的通道,即卵圆孔未闭。

二、卵圆孔未闭引起的头痛有什么特点呢?

这种头痛有一定的规律,是一侧搏动性的疼痛,与血管的跳动类似,有的人在睡眠不好或者紧张的时候会出现。咳嗽或者剧烈运动的时候疼痛会加重,而且疼起来会引起畏光、视野缺失、视物变形,严重时甚至会出现恶心、呕吐。

三、偏头痛就一定是卵圆孔未闭吗?

卵圆孔未闭是不明原因的脑卒中、偏头痛、矛盾性栓塞等疾病的病因之一。

但偏头痛发生的原因很多、机制也很复杂,并不是所有的偏头痛与卵圆孔未闭相关。

四、如何确诊自己是卵圆孔未闭？

常规经胸超声心动图很难发现卵圆孔未闭。经食管超声心动图结合右心声学造影的激发试验是诊断卵圆孔未闭的最实用的成像方式。经胸超声心动图发现疑似卵圆孔未闭者可进一步行右心声学造影检查，来判断是否存在心内右向左分流。

右心声学造影操作简单、安全性高，可通过标准的操作与全面的分析策略，以最简便的操作获得准确的诊断，对卵圆孔未闭进行定性诊断与定量评价。

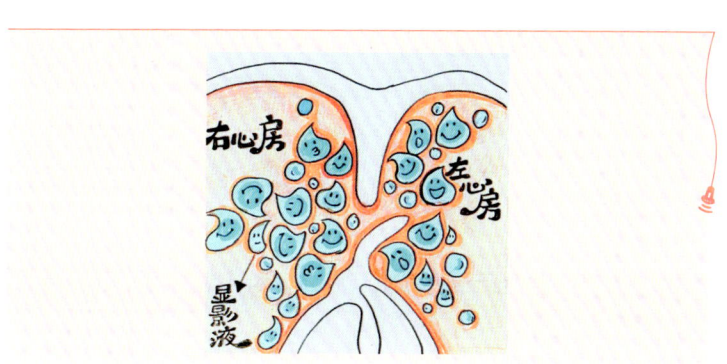

五、卵圆孔未闭如何处理？

约1/4的人存在卵圆孔未闭，根据第七次全国人口普查的结果，中国有14亿多人口，大约有3.5亿人存在卵圆孔未闭。

大多数人并没有临床症状，但卵圆孔未闭的存在对人类健康存在潜在的威胁。来源于全身静脉系统的栓子（包括血栓、空气栓、脂肪栓等）可通过卵圆孔未闭进入体循环，导致一系列临床症状，包括偏头痛、缺血性脑卒中、心肌梗死、外周血管栓塞、减压综合征等。

其实，一般仅有偏头痛症状的患者不需要进行手术治疗，用药物方式进行对症治疗即可。至于做不做手术，需要临床专业医生进行判断，取决于患者能否受益。

因此建议患者治疗期间，注意休息，避免焦虑，放平心态！

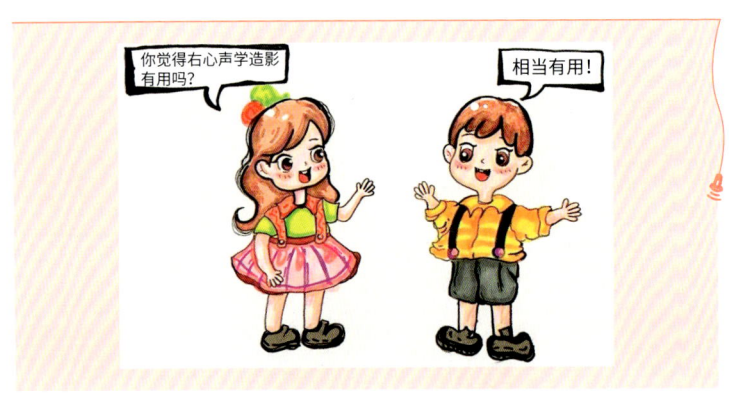

（撰写：李杨　袁建军；绘图：李杨）

知识篇

六十三问 发现心肌过度小梁化应该怎么办?

徐女士一直定期在当地医院产检,孕23周做胎儿心脏超声检查时,胎儿被查出存在心肌过度小梁化。这个结果让本来充满喜悦和期盼的夫妻俩笼罩在阴影中。

随后,产科组织新生儿科及心外科的专家们进行多学科会诊。讨论中专家们认为以现有的影像学信息诊断的心肌致密化不全,可能是一种正常变异或生理适应性的可逆表现,胎儿只表现出单独的心肌过度小梁化,心脏功能、形态及生长发育指标正常,且不存在其他并发症,目前无须药物及手术干预,在出生后随访即可。

徐女士长舒一口气……

一、心肌过度小梁化是什么?

心肌过度小梁化曾被称为"心肌致密化不全",正常心肌内层是疏松的心肌小梁,外层是致密心肌,层次分明,协同工作,让心脏有力地收缩与舒张。但心肌致密化不全的患者,心脏在发育过程中"出了岔子",胚胎期心肌小梁向致密心肌转化不完全,心肌变得像海绵一样,有许多深陷的"小窝"、粗大的肌小梁,密密麻麻、杂乱无章。这可不是简单的外观变化,它使得心脏正常的泵血功能大打折扣。最近研究表明，小梁增加导致心内膜增厚的模式不一定是胚胎期的，从胎儿到成年人均可出现，可能是正常生理变异，见于健康人、运动员和孕妇，也可能与某些疾病状态相关，与其他心肌病同时发生。

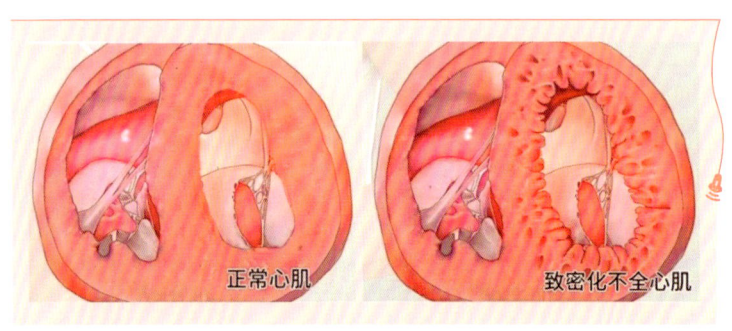

正常心肌　　　　　　致密化不全心肌

二、心肌过度小梁化有症状吗？

有些患者可能终生没有症状，有些可能出现进行性加重的心力衰竭、心律失常，甚至体循环栓塞等。有些年轻人或运动员，平时看着身体棒，运动耐力却莫名下降，稍微活动就气喘吁吁、心慌心悸，这可能是心肌致密化不全发出的信号。还有患者下肢浮肿，用手指一按一个坑，久久不回弹，这是因为心脏泵血差，血液淤积在身体外周；或是频繁头晕、眼前发黑，这是脑部供血不足导致的。这种疾病的病因部分与遗传基因缺陷相关，家族中若有人患病，其他人的发病风险会显著升高。

三、发现心肌过度小梁化怎么办？

首先，进行心脏超声检查评估，弄清心肌过度小梁化的程度，有没有影响到心脏的功能，有没有其他的并发症。其次，如果心肌过度小梁化已经影响心脏形态、功能或存在并发症，则需要采取临床措施，如药物治疗、手术等。最后，定期复查很重要，定期查看心脏的情况有没有变化。通过复查医生可以及时发现新问题，也能及时调整治疗方案。

总之，了解心肌致密化不全，早诊早治、用心呵护，我们就能与它"和平共处"，让心脏持续有力地跳动。

（撰写：吕秀章；绘图：吕秀章）

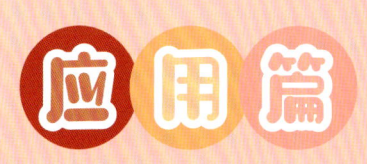
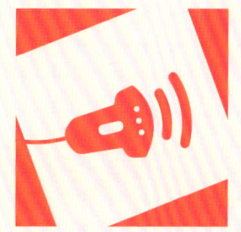

六十四问 备孕,您考虑过行心脏超声检查吗?

当我们谈论备孕时,大多数人会想到均衡饮食、适量运动、戒烟戒酒等健康的生活方式。但你知道吗?有一个检查项目,虽然不是备孕的常规项目,却可能对你未来的宝宝有着重要的影响——心脏超声检查。今天,就让我们一起来探索这个听起来有点"高大上"的检查项目,看看它在备孕中扮演的角色。

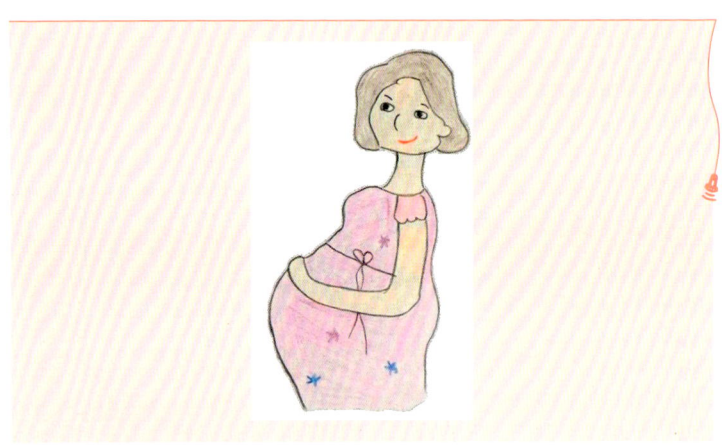

一、心脏超声检查是什么?

心脏超声检查,也称为超声心动图检查,是一种无创的影像学检查方法。它利用超声波的原理,通过探头在胸部表面移动,获取心脏内部结构的实时图像。这种检查可以详细地观察心脏的大小、结构、功能和血流状况。

二、备孕为什么要考虑行心脏超声检查？

家族遗传因素在心脏疾病的发生中起着不可忽视的作用。如果家族中有成员患有先天性心脏病、心肌病、冠心病等心脏疾病，那么备孕者患同类疾病的风险也会相应增加。因此，如果家族中有上述相关疾病，或者孕妇本身有先天性心脏病，进行心脏超声检查是非常必要的。心脏超声检查的作用如下。

（1）评估心脏功能：怀孕期间，女性的心脏负担会显著增加。心脏超声检查可以帮助评估心脏功能，预测孕期心脏承受能力。

（2）预防并发症：对于患有高血压、糖尿病等疾病的女性，心脏超声检查有助于评估心脏状况，预防孕期可能出现的心血管并发症。

三、什么情况下需要做心脏超声检查？

有先天性心脏病或其他心脏疾病家族史的备孕女性；曾出现过心脏不适，如心悸、胸痛等症状的女性；高血压、糖尿病患者；年龄超过35岁的备孕女性。

四、心脏超声检查安全吗？

心脏超声检查是一种非常安全的检查方法，无放射性，对孕妇和胎儿都没有危害。

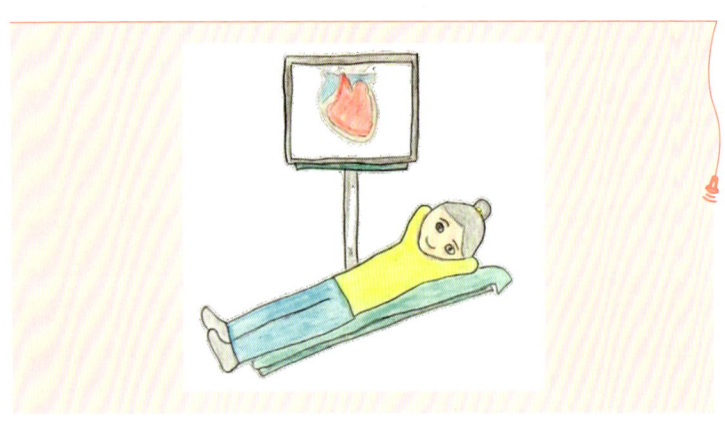

健康小贴士

备孕是一场爱的旅程,而心脏超声检查就像是这场旅程中的一个"隐形守护者",帮助我们更好地了解自己的身体,为未来的宝宝提供一个更健康的生长环境。所以,下次当你在备孕时,不妨考虑一下这个检查项目,让你的备孕之路更加安心、健康。

(撰写:李晓珊;绘图:李晓珊)

应用篇

六十五问 孕期心脏健康的守护神——心脏超声

准妈妈小琳看了医生开的检查单,疑惑地问:"不是检查宝宝吗,也要做大人的心脏检查吗?"

医生微笑着解释:"母体为了适应胎儿的生长发育,可谓'脱胎换骨',会发生一系列变化。心脏需要泵出更多血液来满足身体需求,加大了心脏的工作强度,所以不少孕妇会出现胸闷憋气的症状……"

小琳眉头一皱,赶忙说道:"是啊,我最近经常心慌气短呢。"

医生接着说:"大多数孕妇只是心动过速,并无大碍。但少数孕妇的心脏异常分为两种情况,一种是怀孕之前就有心脏病,如室间隔缺损、房间隔缺损、动脉导管未闭等;另一种是怀孕期间因妊娠并发症引起的心脏病,如妊高征心脏病、围产期心肌病等。正所谓'防患于未然',所以孕妇做心脏超声检查至关重要。"

一、孕妇心脏超声检查重要吗?

心脏超声检查是唯一能够了解孕妇心脏结构和血流动力学的无创、便捷的影像学诊断方法,能发现孕妇是否存在心脏病变,包括心脏瓣膜病、先天性心脏病、高血压性心脏病、肺动脉高压、原发型心肌病、甲状腺功能亢进性心脏病或主动脉瘤等。医生只有"明察秋毫",及时了解孕妇心脏状况,才能"万无一失"地保障孕妇的孕期健康。

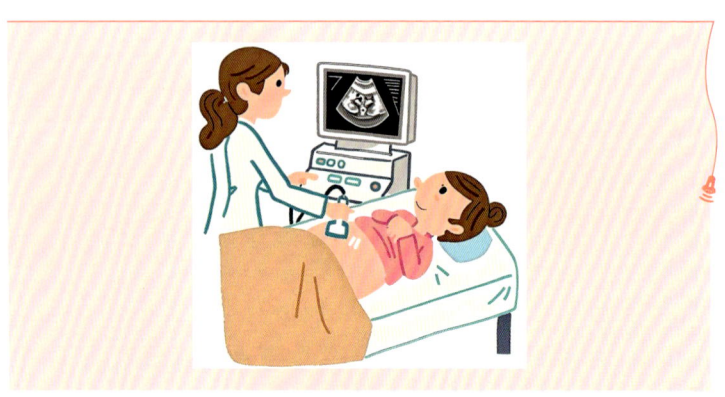

二、胎儿为什么也要做心脏超声检查?

先天性心脏病已连续多年位于我国出生缺陷的第一位,不可根治性先天性心脏病占先天性心脏病发病总人数的 25% 左右。有先天性心脏病高危因素的胎儿应尽早检查以免错过羊水穿刺及染色体诊断时间窗,如果产妇存在高危因素或产前检查筛检出胎儿异常也可适当提前,毕竟"机不可失,时不再来"。

胎儿心脏超声的检查能够检查胎儿的心脏结构改变、血流异常、心律失常和心功能改变,为产前诊断提供重要依据,以便医生及时制订治疗方案,为患儿宫内、产后心脏畸形的手术矫治提供指导。

三、孕妇和胎儿做心脏超声检查安全吗？

小琳忧心忡忡地问："放射科门口写着孕妇慎做，那咱们心脏超声检查安全吗？"

医生耐心地说："超声波是一种频率高于 20 000 Hz 的声波，声波不是射线，所以不会产生辐射。"

所以，为保障准妈妈和胎儿的健康安全，孕期应至少进行一次产前心脏超声检查和胎儿心脏超声检查来评估心脏结构及心功能。另外，准妈妈在孕期应保持健康的饮食和体重，控制好血压、血糖与胆固醇水平，积极配合医生的检查和治疗，共同迎接新生命的到来。

（撰写：吕秀章；绘图：吕秀章）

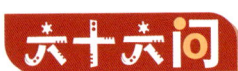 母婴平安第一步，一站式心脏超声知多少

中秋节前夕，李女士在丈夫张先生的陪同下，去医院做产检。可这次不像以往那么顺利，在候诊时，李女士突然感受到一阵心悸，心跳加速，甚至有些喘不过气来。张先生见状赶紧告诉了医生。

张先生："医生，我老婆感觉心慌，心跳很快，是不是有什么问题？"

医生："您先别着急，这种情况在孕期时有发生。我们先给她做一个心脏超声检查，看看具体情况。"

李女士："医生，我只是来产检的，为什么要做这个检查呢？"

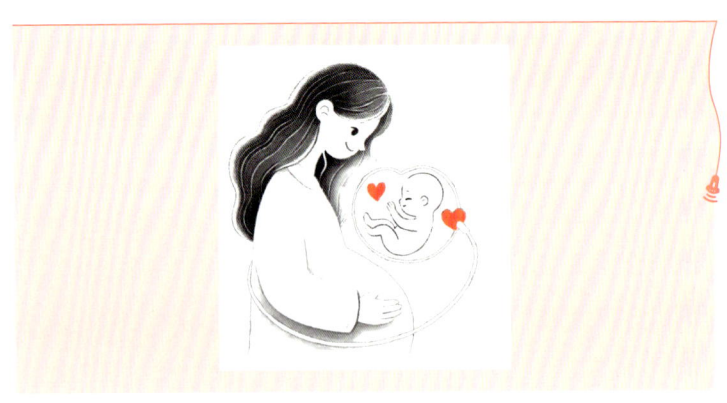

医生："心脏超声检查对您来说很重要。孕期心脏负担会增加，这个检查可以帮助我们及时发现和处理心脏问题，

确保您和宝宝的安全。"

"那么,什么是心脏超声检查?它能够为孕妇提供哪些信息呢?"

心脏超声检查是一种利用超声波来观察心脏结构和功能的技术,可以详细观察孕妇的心脏结构,包括心肌厚度、心脏瓣膜功能、血流速度等,帮助医生判断心脏的结构和功能。孕期孕妇的心脏和循环系统会经历显著的生理变化,包括心排血量的增加、心率上升、血压改变等,使心脏的负担加重,心脏超声检查可以评估心脏的负荷情况,早发现问题并尽早干预。而对于有心血管疾病史的孕妇,心脏超声检查可以监测疾病的进展,及时采取干预措施。

检查后,医生发现李女士心脏结构基本正常,只是偶发心律失常。接下来的几个月里,李女士遵医嘱调养身体并按时产检。在一次产检中,医生建议其进行胎儿心脏超声检查。

李女士对此不解:"胎儿心脏超声检查对胎儿有影响吗?为什么要做这项检查?"

医生:"胎儿心脏超声检查很安全,对宝宝没有影响。这项检查使用无创的超声波技术,可以帮助医生筛查先天性心脏病、监测血流动力学变化,对于发现的心脏问题,可以尽早进行诊断及干预,提前制订出生后的治疗计划。"

最终,李女士顺利产子,宝宝虽体重略轻但整体健康,医生立即为宝宝进行了新生儿心脏超声检查。

李女士疑惑:"为什么宝宝出生后还要做心脏超声检查?产检时没有发现异常啊。"

医生:"胎儿期检查结果正常,新生儿出生后仍需要检查，因为部分心脏问题在胎儿期难以发现或出生后才会显现，新生儿心脏超声可弥补胎儿期检查时可能造成的漏诊，及时发现问题并制订治疗方案，而且新生儿心脏功能与血流动力学与胎儿期有所不同，需全面评估。"

出院时，李女士抱着宝宝，感激地对医生说："谢谢你们，因为你们的专业和关怀，我和宝宝才能平安度过这段特殊时期。"

这次经历让李女士体会到心脏超声检查的重要性。它可及时发现孕妇、胎儿的心脏问题，新生儿时期也能揪出产检遗漏的心脏隐患，为母婴健康筑牢防线。

（撰写：郭淑媛　孙睿婕　刘俐；绘图：黄珍砾　魏立亚）

六十七问 哪些先天性心脏病不用做手术也可自愈？

"医生，我家宝宝出生的时候心脏上有个小孔，现在宝宝6个月了，那个小孔依然存在，这个需要做手术吗？"这是很多家长的疑问，今天我们就来说说哪些先天性心脏病不用做手术也可以自愈。

一、什么是先天性心脏病？

先天性心脏病就是心脏这个超级可爱的"小发动机"在胚胎发育时期，和大血管在形成的过程中闹了点"小脾气"，出现了解剖结构异常，或出生后应自动关闭的通道未能闭合的心脏疾病。

二、哪些先天性心脏病不用做手术也可自愈？

1. 卵圆孔未闭

卵圆孔在胎儿时期是房间隔上的一个正常生理性通道，在新生儿期多数新生儿都存在卵圆孔未闭，多在1岁左右闭合，3岁之后仍未闭合者称为卵圆孔未闭。成年人中卵圆孔未闭的发生率约为20%～34%。严格来讲，卵圆孔未闭不能诊断为房间隔缺损，因此一般也不单独诊断为先天性心脏病。绝大多数卵圆孔未闭无需积极的干预，只有在出现与之相关的矛盾栓塞等特殊情况时，才考虑相关治疗。

2. 房间隔缺损

房间隔缺损是婴幼儿最常见的先天性心脏病之一，由于其没有明显症状，许多人直到成年才发现（图 67-1）。房间隔缺损最常见的类型是继发孔型房间隔缺损。在婴幼儿中，小型继发孔型房间隔缺损（直径小于 5 mm）自愈的可能性很高，约 80%。因此，一般认为对于 8 mm 以内的房间隔缺损，可以等孩子 3 岁后，根据具体情况决定是否需要手术治疗。

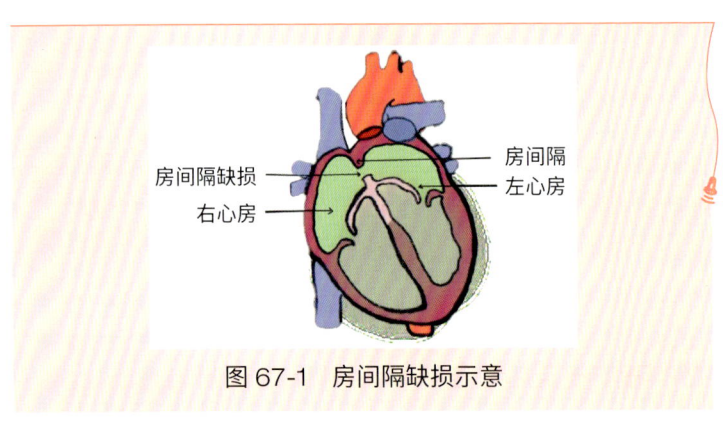

图 67-1　房间隔缺损示意

3. 室间隔缺损

室间隔缺损也是儿童最常见的先天性心脏病，占所有先天性心脏病的 20% 以上（图 67-2）。其能否自动闭合取决于缺损的大小和位置。总体而言，一部分小型室间隔缺损（小于 5 mm）在出生后 1～3 岁可能会自动闭合，但对于中大型室间隔缺损来说，自动闭合率就很低了。自动闭合率最高的为肌部室间隔缺损的患者。

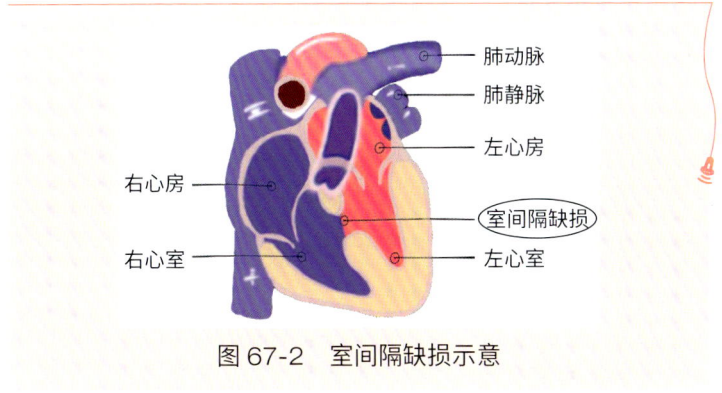

图 67-2 室间隔缺损示意

4. 动脉导管未闭

动脉导管是胎儿时期主动脉和肺动脉之间的一个正常的生理性通道,是维持胎儿血液循环的重要通道。小儿出生后,大约在 24 小时内发生功能上的关闭,但有些孩子自然关闭可延迟到出生后几个月内。据统计,约 80% 婴儿出生后 6 个月左右在解剖上逐渐闭合,少数可延迟到 1 岁左右。也就是说 1 岁时未闭合,以后自然闭合的机会较小,需要及时就医,根据专家建议进行手术治疗。

总之,虽然部分先天性心脏病有自愈的可能,但这并不是绝对的,家长们不能抱有侥幸心理,一定要密切关注孩子的情况,如果有病情加重的迹象应及早治疗,以免贻误治疗时机。

(撰写:薛继平　康晓妍;绘图:康晓妍)

六十八问 孩子心脏杂音？莫慌，心脏超声来帮忙

当家长带孩子就医得知孩子心脏有杂音时，常感困惑担忧。今日，咱们就一同来深入了解，当孩子遭遇心脏杂音问题时，究竟该如何正确应对。

一、心脏杂音是什么？

心脏杂音是在心脏收缩与舒张过程中，因心脏瓣膜或血管出现异常而致使血液流动产生的声音，可分为生理性和病理性两类（图 68-1）。

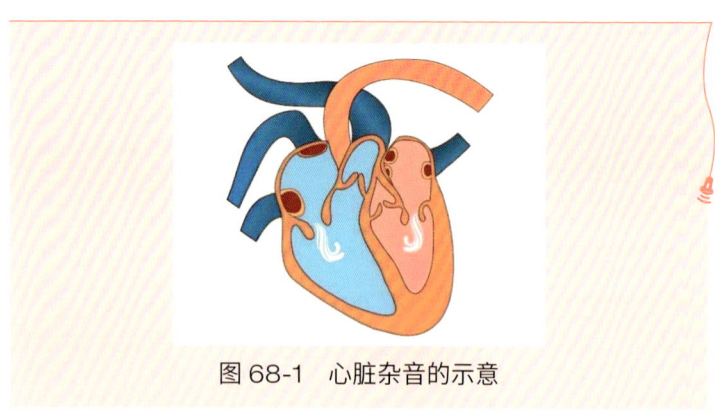

图 68-1 心脏杂音的示意

（1）生理性杂音：在孩子哭闹、情绪激动、剧烈运动、感冒发烧、贫血等情况下，患儿心跳加快，血流速度变快，血液流经心脏时更易产生杂音，此为生理性杂音。此外，像

临床常见的左室假腱索，血流经过时也会产生杂音，也属于生理性杂音。50%～72%的儿童心脏杂音为生理性杂音。

（2）病理性杂音：在儿童中，病理性杂音在先天性心脏病患者中较为常见。比如房间隔缺损、室间隔缺损、动脉导管未闭等，此外肺动脉高压、心脏瓣膜疾病、感染性心内膜炎、心肌病、心力衰竭等情况也可听到病理性杂音。此时医生会要求患者进行一些基础检查。超声心动图便是其中最为常见的一种，它无创、简便，是诊断先天性心脏病的首选方法。

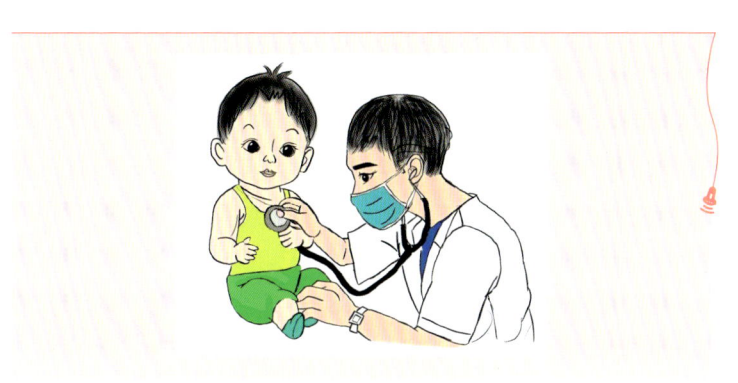

二、超声心动图检查的作用有哪些？

超声心动图主要是借助超声波观察心脏结构和功能，对儿童安全，无放射性，不需注射药物，可助医生判断心脏大小、形状、瓣膜功能等，以便及时发现问题，制订方案。检查时孩子躺在检查床上，医生将超声探头放在孩子胸部进行检查，孩子不会产生疼痛。检查时家长可陪伴并鼓励孩子并与医生交流，了解孩子的心脏状况及护心知识。

三、如何应对心脏杂音?

家长发现孩子心脏有杂音时不要慌,多是发育中的正常现象,但需要及时就医检查。医生会综合听诊、超声心动图等检查结果判断相关病症成因。若超声无异常,多为生理性杂音,定期复查即可。若是常见的先天性心脏病类型,比如房间隔缺损、动脉导管未闭、卵圆孔未闭、室间隔缺损等,3月龄复查心脏彩超,未闭合则定期3~6个月复查一次。并非所有先天性心脏病都能自愈,直径大于10 mm的房间隔缺损自愈的可能性低,若有肺动脉高压可能需要手术,无肺动脉高压则随访确定治疗时机。室间隔缺损是否能够自愈与缺损的位置、大小有关,大于10 mm的室间隔缺损愈合的概率极小,需尽早手术。复杂先天性心脏病无自愈的可能且会加重,需要进行正规检查治疗。大部分先天性心脏病患儿如果能早期诊断、及时手术,可正常生活。

(撰写:余蕾　孙智超;绘图:庞海苏)

应用篇

六十九问 胸痛进行心脏超声检查有用吗？

48岁的王先生跟朋友去旅游，在返回住所的途中突感胸痛难忍，不知如何是好，同伴抚胸拍背却不见好转，随即将王先生送到医院就医。

一、发生胸痛如何处理？

胸痛很常见，但并非所有胸痛都是心脏疾病所致。胸痛时应及时就医，并进行一系列相关的检查，尽快确定胸痛的原因。

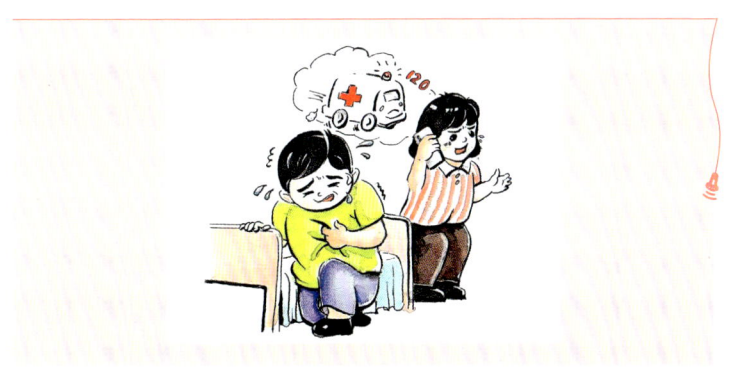

二、什么情况下会出现胸痛？

如果患有心脏、血管病变，肺炎、胸膜炎，胃肠道疾病，骨骼肌肉疾病及神经精神疾患，均可发生胸痛。

三、如何区别胸痛的原因，尽早得到有效的治疗？

需要在医院完善相关的检查，比如心电图、心脏超声、胸片、血化验等，以便判断胸痛的原因，从而进行治疗。

四、心脏超声检查对胸痛有用吗？

心脏超声是一种判断胸痛是否由心脏疾病引起的无创技术。它可以通过超声波来观察心脏的结构和功能变化，为临床早期诊断提供有效的依据。

五、心脏超声检查如何判断胸痛是由心脏疾病引起的？

心脏疾病引起的胸痛，危险性大。故需要通过心脏超声检查进行判断。

（1）缺血性心脏病：缺血性心脏病是由于冠状动脉循环异常导致的心肌受损，可表现为心绞痛。超声可显示节段性心室壁运动异常，结合临床表现、心电图、冠脉造影等相关检查，做出综合诊断。

（2）心肌炎、心包炎：心肌及心包炎症也可以出现胸痛。超声心动图表现心肌或心包壁回声增强，整体心脏运动减弱，心室收缩功能降低。结合其他心脏相关检查结果，进行确诊。

（3）主动脉狭窄、心肌肥厚：主动脉瓣狭窄及心肌肥厚均可造成心肌缺血，发生胸痛。超声心动图可显示主动脉瓣开放受限，心肌增厚。结合病史及胸痛的特点明确诊断。

（4）二尖瓣脱垂：轻度二尖瓣脱垂会出现无规律的胸痛。超声心动图上能显示二尖瓣叶于收缩期凸入左房，二尖瓣口见反流信号。大多数轻度二尖瓣脱垂的人，瓣膜反流程度较轻，主要发生在精神紧张、过度疲劳、身体不适等情况下，而瓣膜本身没有异常。严重的二尖瓣脱垂，常伴有瓣膜炎症、钙化或黏液样变，且二尖瓣反流明显。轻度二尖瓣脱垂，经过调理、休息可改善胸痛症状。严重二尖瓣脱垂，可通过介入和外科手术的方式对二尖瓣进行修复或置换。

（5）血管性疾病：动脉夹层及肺动脉栓塞也可出现胸痛，超声心动图可显示动脉壁夹层的真假腔征象，肺动脉栓塞时见肺动脉内血栓声像。

总之，心脏超声可以确定引起胸痛的各种心脏疾病，对胸痛的及时治疗起着重要的作用。如果胸痛的原因不明，应尽早到医院进行心脏超声检查。

（撰写：郭薇；绘图：郭薇）

七十问 心脏瓣膜置换术后超声心动图检查什么?

有人把心脏比作血液循环的"发动机",也有人把它比作"房子",这个房子内部有四个房间、四扇门,随着心跳不停地开和闭。如果这四扇门中任意一扇出现问题,都将导致心脏无法正常工作,甚至危及生命。心脏瓣膜置换手术就好比一个房子的门坏了——关不严或打不开,我们就要把门上的合页拆下来,把旧门更换掉,人工瓣膜就好比带着门框的新门,把旧门框和新门框固定在一起新门就安装好了,即心脏瓣膜置换手术完成了。手术的成功并非终点,而是康复旅程的起点。在瓣膜置换术后,新植入的瓣膜可能会遇到各种挑战,要确保新植入的瓣膜与心脏和谐共处,手术后的管理和监测至关重要。那么,在换了"门"之后我们应该从哪些方面评价它的好坏呢?

(1)人工瓣膜的大小:超声心动图可以在术中及术后动态评价人工瓣膜的大小是否合适,有没有存在"大脚穿小鞋,小脚穿大鞋"的情况。

(2)人工瓣膜功能:超声心动图像心脏的摄像头,可以观察人工瓣膜的位置、形态、瓣叶工作情况及有无异常血流,确保它在"上班"时持续、稳定地工作。换了心门之后,超声心动图可以观察门能不能完全打开或者完全关闭——人工瓣膜能不能正常开启和关闭;随着使用时间的延长,门有没有出现磨损和老化,有没有关不上或者打不开的情况——

有无反流或狭窄现象；这扇门固定得牢不牢靠，门框和门之间有没有出现缝隙——人工瓣膜有无瓣周漏。

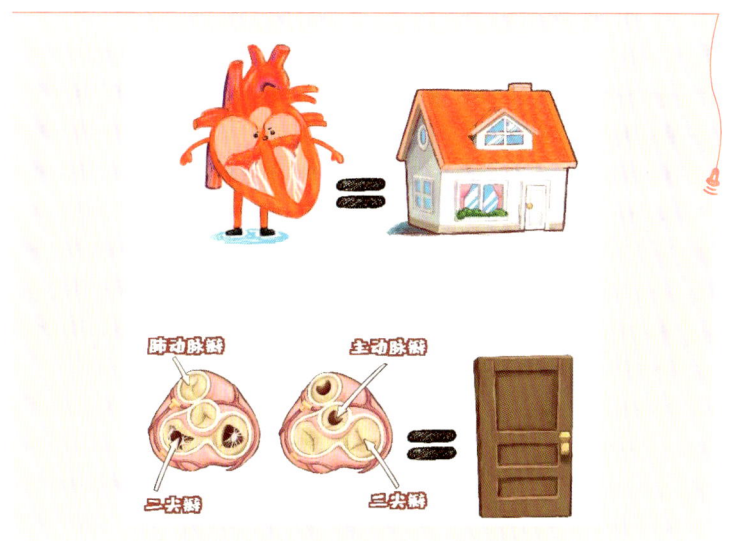

（3）寻找人工瓣膜异常的原因：心脏人工瓣膜分为机械瓣和生物瓣。机械瓣比较容易形成血栓，生物瓣则容易毁损老化，超声心动图可以观察到瓣膜周围是否有血栓或血管翳的形成。它们就像爬山虎生长到门缝里或者覆盖在门表面一样，最终导致人工瓣膜启闭异常，引起狭窄或者关闭不全。如果能尽早发现这些异常，则有助于临床医生早期干预，进而预防严重并发症的发生。

（4）评价心脏功能：超声心动图可以通过评价血流速度和压力变化，为心脏瓣膜置换术后患者的血流动力学状态提供重要依据。另外，还可以评估左心室和右心室的收缩和舒张功能——心脏泵血和存血的能力。

（5）观察心脏结构：超声心动图可以观察心房和心室的大小变化，判断整个"房子"或者某一间"房子"是否存在异常——心脏结构是否发生异常，以及有无心包积液。

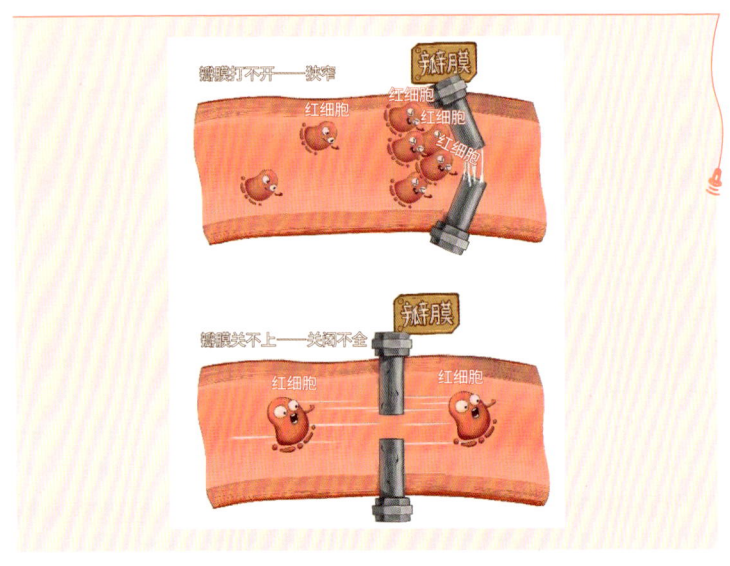

总之，心脏瓣膜置换术后，超声心动图检查是一项非常重要的检查手段，通过定期随访及对并发症的监测，能够帮助医生全面了解患者的心脏功能和瓣膜状态，结合患者的临床症状和体征为患者提供精准的治疗和管理方案。

（撰写：穆玉明；绘图：穆玉明　王梦）

七十一问 房颤患者一定要做心脏彩超吗？

房颤全称心房颤动，是心房收缩和舒张失去正常节律，发生快速无序的小幅颤动，是临床上常见的心律失常之一。对于房颤患者，需要通过详细的病史询问、体格检查及心电图、心脏彩超等辅助检查对心脏进行整体评估。那么心脏彩超在整体评估中有什么作用呢？

（1）确定房颤发生的病因或诱因：风湿性心脏病、缺血性心脏病、高血压等疾病都可能导致房颤的发生。心脏彩超可以通过发现心脏结构的异常，评估房颤发生的病因或诱因。

（2）评估心脏功能：房颤时，心房乱跳失去了其原有的泵血功能，同时，快速的心率使得心室无法正常射血，会导致心室的收缩功能降低，久而久之可导致心力衰竭。心脏彩超可以评估左右心室的收缩、舒张功能，辅助临床调整用药。

（3）评价左心房大小，有利于临床医生预测房颤的病程长短及复发的风险：随着房颤持续时间的延长，心脏结构会发生改变，最大的变化就是左心房会逐渐增大，很多研究证明，左心房大小是预测房颤射频消融手术效果的重要因素，与左心房大小正常的患者相比，左心房扩大的患者消融术后维持窦性心律的成功率会稍低。

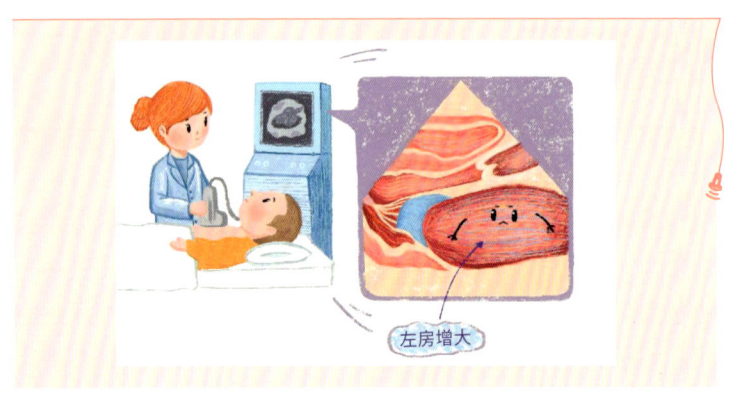

左房增大

（4）评估心腔内（尤其是左心耳内）有无血栓形成：经胸超声心动图及经食管超声心动图可以观察到左心房或左心耳有无血栓，因为血栓一旦脱落很有可能造成脑血栓栓塞（俗称脑中风），会极大影响患者及其家庭的生活质量，其中经食管超声心动图可以更加精准地观察到左心房或左心耳有无血栓形成，也为临床医生进行左心耳封堵术提供左心耳各角度的测量参数，有利于手术的顺利进行。

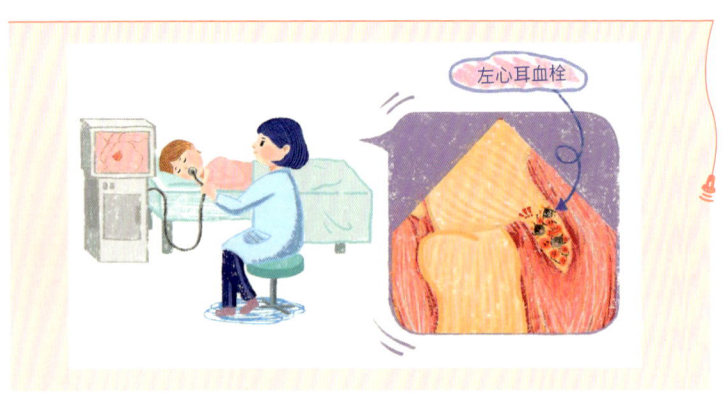

左心耳血栓

（5）房颤射频消融术中评估及术后随访：在房颤射频消融术中随时协助术者发现手术并发症，如心包积液、心肌穿孔等。多方面评估房颤射频消融术后心脏功能恢复情况。

综上所述，心脏彩超就是临床医生的另一双眼睛，全面地为临床提供了心脏结构、血流及心功能等重要信息，是临床医生为患者提供个体化治疗必不可少的重要工具。

（撰写：穆玉明；绘图：穆玉明　王梦）

七十二问 医生，我的封堵器会脱落吗？

近期，王小姐刚上小学的女儿上完体育课后常感到胸闷、气短，因此王小姐赶紧带着女儿来到医院就诊。

王小姐："我女儿为什么会这样呢？她从小就身体不好，也容易感冒，个子也比同龄人矮小。"

医生："小朋友以前有没有检查过心脏和肺呢？"

王小姐："之前感冒做过胸部CT没有什么问题，心脏没有检查过，但是家里长辈曾患有房间隔缺损。"

医生："刚刚听诊小朋友的心脏有杂音，先去做一个心脏彩超吧。"

心脏超声检查结果出来了，显示为房间隔缺损。

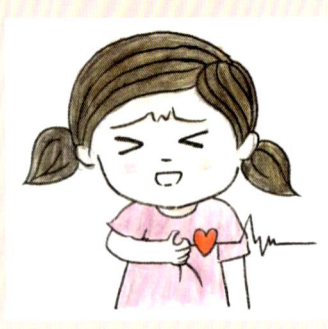

一、房间隔缺损到底是什么呢？

房间隔缺损是一种先天性心脏病，具有遗传的可能性，人的正常心脏具有四个房间，上面相邻的两间为心房，如果两个心房中间的这面墙通了洞，就叫作房间隔缺损。

二、房间隔缺损应该如何治疗？

具有两种方法，一种是房间隔修补术，即通过外科手术将这面墙修补起来，具有一定的创伤性；另一种是房间隔封堵术，导管通过大腿上的穿刺点，沿血管将封堵器送至缺损处，封堵器像两个盖子一样将这个洞封堵起来，具有创伤小、恢复快的特点（图 72-1）。

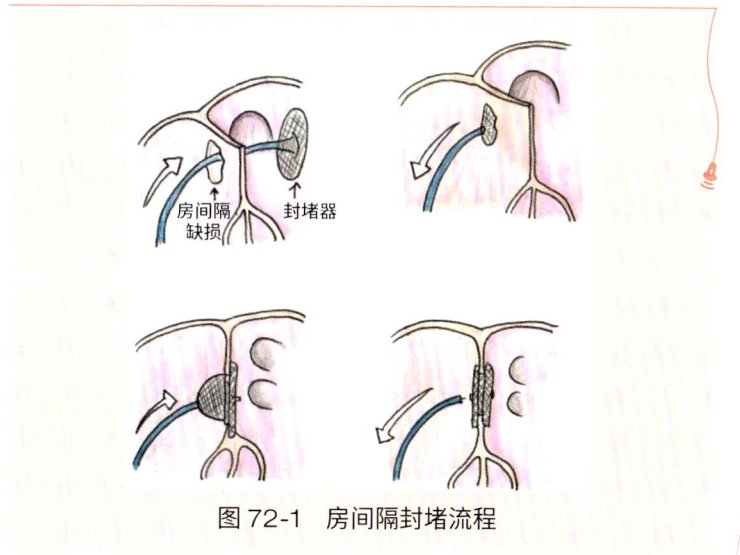

图 72-1　房间隔封堵流程

三、封堵器会不会脱落呢？

封堵器脱落多发生在手术中或手术后的 24 小时内，数周之后心内膜会逐渐往封堵器上生长，逐渐与其融为一体，极少会再脱落。封堵器脱落的原因有以下几种：①没有严格把控封堵术的适应证；②术前缺损大小的测量出现误差，封堵器大小有误；③缺损边缘条件差，封堵器难以夹稳；④封堵器释放时的位置欠佳，两个伞盘没有分别完全位于左心房面及右心房面，导致脱落。

为了减少封堵器脱落的风险，超声医生须准确掌握房间隔缺损的分型，减小对缺损大小的测量误差，并对缺损的边缘条件进行评估，而临床医生需要严格把控封堵术的适应证及禁忌证。

四、封堵器脱落了应该怎么办呢？

如果封堵器脱落，则会出现心悸、胸闷等症状，可通过心脏超声、X 线等检查发现。此时可以通过介入手术的方法通过套圈器取出，重新选择适合的封堵器进行封堵，或者通过急诊外科手术取出，并进行房间隔修补术。

最终王小姐选择了房间隔封堵术，术后医生叮嘱她近期内避免剧烈活动、定期复查检测心脏的功能指标。半年后王小姐带着女儿复查，小朋友个子明显长高，心脏超声检查结果显示封堵器位置良好。

房间隔封堵术是治疗房间隔缺损的一个成熟且有效的方法，近年来越来越多的患儿家庭选择此治疗方法，为了减少风险的发生,家长们可选择心脏超声水平较高,心内科和心外科技术成熟、经验丰富的医院就诊。

(撰写:丁云川 罗庆祎;绘图:周应欣)

七十三问 支架下的心语:通否?通否?——冠状动脉支架术后患者的心灵灯塔与知识航标

冠状动脉支架手术是一种用于治疗冠状动脉疾病(如心绞痛或心肌梗死)的手段。这种手术的目的是重新打开因动脉粥样硬化而变窄或堵塞的冠状动脉,从而改善血流状况(图73-1)。

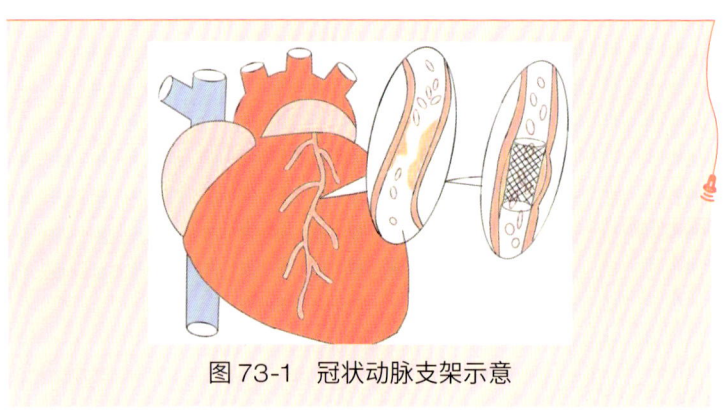

图 73-1 冠状动脉支架示意

"医生,我刚刚做了支架手术,心里总是不踏实。您快帮我看看,我的支架好着没?里面通不通啊?"

一、心脏彩超与冠状动脉支架的"初见"

心脏就像是一个不停跳动的泵,而心脏彩超就像是一台特殊的相机,能够拍摄到这个泵的内部工作情况,帮助我们初步了解心脏的结构和功能。但在大多数情况下,它却并不能直接显示冠状动脉支架的具体位置和内部情况。这是因为冠状动脉除主干外,分支较为细小,超声较难成像。

二、冠状动脉支架术后还有必要做心脏彩超检查吗?

非常有必要!虽然不能直接看到支架,但心脏彩超可以通过观察室壁运动情况来间接反映冠状动脉的供血状况。当某段心肌的室壁运动出现异常,比如运动减弱或消失,这可能意味着该区域的冠状动脉供血不足,间接提示可能存在支架内狭窄。

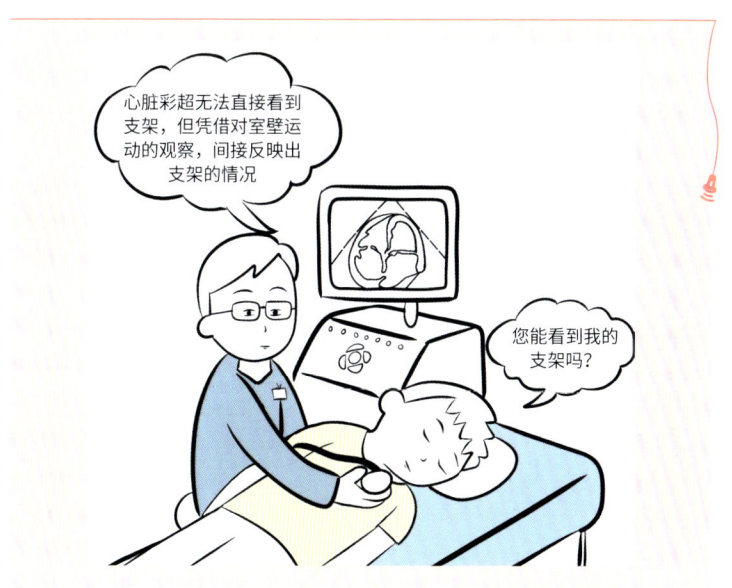

三、如何确定支架内部有无狭窄？

随着医疗技术的进步，尽管冠状动脉支架植入术后再狭窄的发生率已经显著降低，但我们仍然需要保持警惕，而确诊支架内部是否狭窄，通常需要依赖更高级别的检查手段，比如冠状动脉造影、CT血管成像、血管内超声等。

四、支架内狭窄怎么办？

一旦发现支架内狭窄，医生会根据具体情况制订治疗方案。轻者可通过药物治疗、球囊扩张等手段改善；重者可能需要再次植入支架或进行搭桥手术。

健康小贴士

"心"的旅程，我们携手前行。

冠状动脉支架手术虽然为患者带来了新的希望，但绝非一劳永逸。术后的管理和维护同样不可或缺——从定期复查到严格遵医嘱服药，从调整生活习惯到警觉关注症状的细微变化，这一切都是我们携手共护这颗"生命之泵"的关键行动。健康之路，我们从"心"出发，让每一次心跳都充满力量与希望！

（撰写：李新宇　袁丽君；绘图：李新宇）

应用篇

七十四问 头痛做心脏彩超为哪般？

"医生，我的头痛又发作了，请您帮帮我！"在医院中，这样的求助声常常响起。但当医生提出进行心脏彩超检查的建议时，患者往往会满心疑惑："我明明是头痛，怎么要检查心脏？"

一、头痛的"幕后黑手"

为了解开这个谜团，我们首先要了解一个心脏结构的异常状况——卵圆孔未闭。胎儿期的卵圆孔是维持胎儿血液循环的生理性通道，通常在出生后逐渐闭合。若3岁还未闭合，就称为卵圆孔未闭。此时，心脏左右心房间存在异常分流，右心腔中的微小血栓或气泡有可能通过这个"漏洞"进入左心腔，随后可能进入脑血管，引发偏头痛、短暂性脑缺血发作等神经系统症状。这就是医生面对不明原因的头痛患者时，考虑通过心脏彩超检查卵圆孔闭合状况的原因。

二、揭秘卵圆孔未闭的"利器"

心脏彩超（超声心动图）基于超声波的重要优势——安全、无辐射，适用于包括儿童和孕妇在内的所有人群，在诊断卵圆孔未闭方面具有明显的优势：

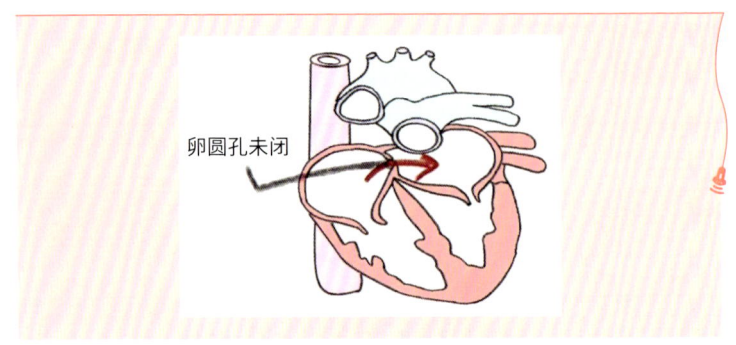

卵圆孔未闭

（1）经胸超声心动图的无创性和便捷性：能够以相对温和的方式清晰呈现心脏的整体结构轮廓，操作简便易行，可在较短时间内高效完成检查；

（2）经食管超声心动图的高灵敏度和可靠性：避开了胸壁、肺气等因素的干扰，能够提供更清晰的图像，并提高诊断的敏感性和可靠性，它可以清楚、精准地测量卵圆孔的大小、长度，并识别房间隔的精细结构；

（3）右心声学造影评估分流情况的直观性：可以看到右心房分流到左心房的微气泡的有无及数量，从而诊断卵圆孔未闭及其具体程度；

（4）辅助手术决策：目前，经食管超声心动图＋右心声学造影＋充分的激发试验是诊断卵圆孔未闭的"金标准"，并能够为卵圆孔封堵术的实施提供最直接可靠的依据。

三、治疗抉择的审慎权衡

卵圆孔未闭是否需要治疗，主要取决于它是否引起了症状或并发症。

大多数情况下,卵圆孔未闭是无害的,对于很多没有任何症状的人来说,通常不需要特别的治疗,只需要定期进行心脏检查,以监测卵圆孔闭合的状况。

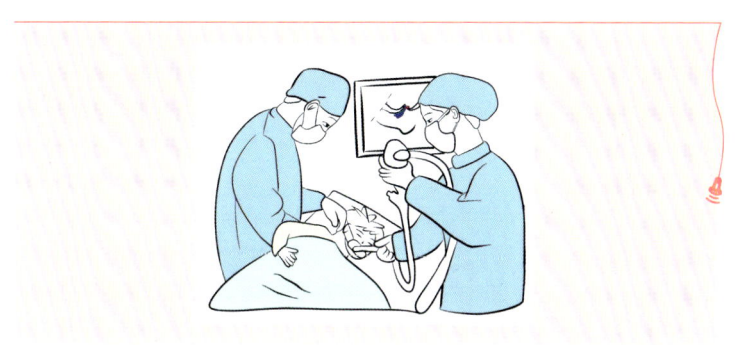

然而卵圆孔未闭若导致了健康问题,比如不明原因的中风、偏头痛、短暂性脑缺血发作等,可能就需要进行手术来治疗。医生通常会借助"卵圆孔未闭封堵术"这个微创手术,将一个小装置(封堵器)放入心脏,堵住未闭的卵圆孔,防止血液异常流动,从而达到治疗目的。

健康小贴士

当不明原因的头痛成为你生活中的一抹阴霾,不妨听从医生的建议,接受一次心脏彩超的检查。这有助于及早发现卵圆孔未闭这一潜在的健康隐患,并及时采取针对性的治疗措施,从而避免发生更严重的后果。

(撰写:李新宇 袁丽君;绘图:李新宇)

七十五问 脑卒中并非猝不及防
——心血管超声来帮忙

"23岁男生长期加班突发脑卒中紧急入院救治"
"某某老人散步时突然倒地,经诊断为脑卒中"

脑卒中,这是一个许多人都有所耳闻但未必会深入了解的疾病,而上述新闻事件却将其再次推到了公众视线的中心。

那么,脑卒中究竟是一种什么样的疾病?它是否真的如传闻中那样凶险?

一、脑卒中:只是电视剧里的桥段吗?

脑卒中,也就是大家俗称的"中风",听起来是不是觉得只有电视剧里才会发生?其实不然,脑卒中主要分为两类:一种是血管堵了,叫作缺血性脑卒中;另一种是血管破了,叫作出血性脑卒中。不管是哪一种,都可能让大脑"短路",后果不堪设想。

二、脑卒中为何找上门?

脑卒中不是无缘无故来的,它背后有一堆"帮凶"。比如,高血压、糖尿病、高血脂就像是脑卒中的"铁杆粉丝",经常一起出现。除此之外,吸烟、喝酒、不爱运动、压力巨大等，都是脑卒中喜欢的"伙伴"。年纪大了，或者家里有人得过脑卒中，需要小心，因为遗传因素也不可忽视。

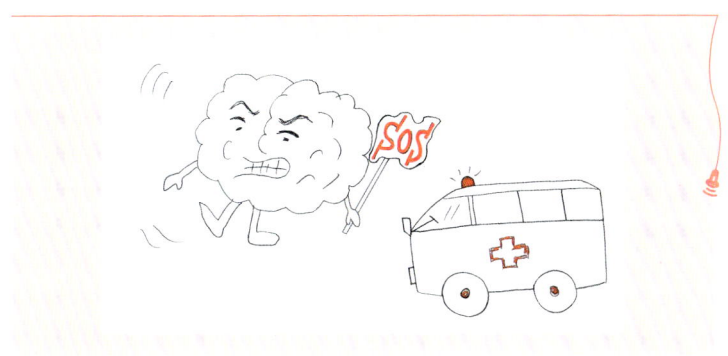

三、脑卒中的"预警灯"

脑卒中虽然是个"急性子"，但它也不是毫无征兆的。比如，突然发现脸不对称了，手抬不起来了，说话不清楚了，走路摇摇晃晃的，这些都可能是脑卒中前身体发出的"求救信号"。如果你或身边人出现了这些症状，可别不当回事，赶紧去医院检查一下吧！

四、心血管超声：脑卒中的"侦探"

心血管超声能够检查心脏和大血管的情况。它不仅能发现血管壁上有没有长斑块，还能发现血管有没有堵塞，甚至能揪出那些悄悄藏在心脏里的隐患。有了这位"侦探"的帮助，我们就能提前知道身体里哪些地方可能有问题，及时采取措施，不让脑卒中得逞。

五、如何用心血管超声预防脑卒中？

想用心血管超声预防脑卒中，首先要对自己的身体有个全面的了解。建议大家建立一个健康档案，记录自己的血压、血糖、血脂等重要指标的变化。然后，根据医生的建议，定期做心血管超声检查，特别是那些已经有点"苗头"的朋友，更要经常检查。最后，根据检查结果调整生活方式，比如多吃蔬菜水果、少油少盐、每天适当锻炼、远离烟草酒精，这样就能给脑卒中一个大大的"闭门羹"。

六、脑卒中真的可以预防吗？

虽然不能保证100%不发生脑卒中，但通过科学管理和积极的生活方式，完全可以大大降低发病的风险。定期做心血管超声检查，就像给自己的健康加了一道保险，让我们更加安心。

总之，脑卒中虽然可怕，但只要我们做好准备，它也是可以战胜的。让我们一起行动起来，用科学的方法守护自己和家人的健康吧！

（撰写：郭淑媛　刘俐；绘图：黄珍砾　魏立亚）

七十六问 守护生命之光：探寻卵圆孔未闭与脑卒中的神秘关联

应用篇

> 李女士睡前突发头晕、意识减退，伴有呕吐，次日晨起后左侧身体无力，活动障碍，被诊断为脑卒中。对于不到 40 岁的她来说，未发现动脉粥样硬化及脑血管的狭窄或闭塞。心内科接诊后，为其安排了经食管超声心动图检查，发现心脏房间隔存在左向右分流的血流，进一步行经颅多普勒超声发泡试验，结果为阳性，确诊李女士有卵圆孔未闭。卵圆孔未闭和脑卒中存在什么关联呢？

一、什么是脑卒中？

脑卒中是一种急性脑血管疾病。它是由于脑部血管突然破裂或因血管阻塞导致血液不能流入大脑，从而引起脑组织损伤的一组疾病，可分为缺血性脑卒中和出血性脑卒中两种。

二、卵圆孔未闭与脑卒中是否存在关联？

卵圆孔未闭可能会引起颅内缺血灶。卵圆孔未闭是一种先天性的心脏疾病，来自体循环的微栓子，就有可能通过没有闭合的卵圆孔，进行右向左的分流，进入到脑组织和脑血管当中，造成栓塞。一旦血栓进入脑血管，可能会导致脑血管堵塞，形成颅内缺血灶，出现频繁的偏头痛，严重者会引起脑卒中。

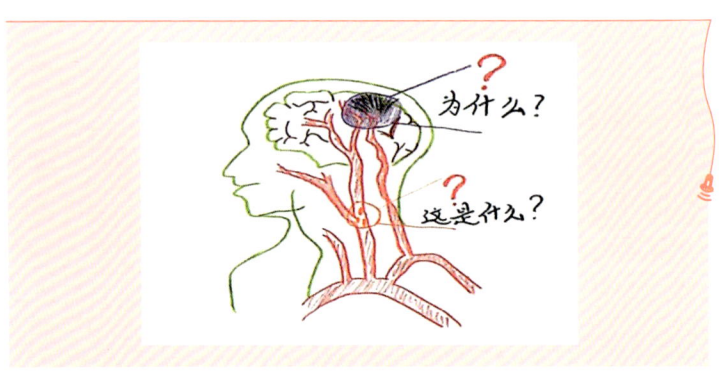

三、超声心动图检查的意义是什么？

经胸超声心动图和经食管超声心动图可发现左向右分流或右向左分流的卵圆孔未闭，超声声学造影能发现潜在的卵圆孔未闭。超声声学造影通过注射微泡造影剂，提高卵圆孔未闭的检出率，尤其是对于检出潜在的卵圆孔未闭具有重要意义。

李女士在明确诊断后，心内科为其安排了卵圆孔未闭封堵术。李女士在术后第二天就恢复良好，顺利出院。这个案例充分说明了卵圆孔未闭与脑卒中的密切关系，以及卵圆孔未闭封堵术在治疗中的重要作用。同时，也提醒我们要重视不明原因的头痛。对于发生脑梗死和顽固性偏头痛者，以及经颅多普勒超声发泡试验阳性者，可选择进行封堵术，以消除潜在的危险。

最后，卵圆孔未闭合并脑卒中患者的治疗需要综合考虑患者的年龄、病情、治疗效果等因素，选择合适的治疗方案。同时，患者在治疗过程中应严格遵循医嘱，按时服药，定期复查，以提高治疗效果，降低脑卒中的复发风险。

（撰写：闫晓君　王子静　芦桂林；绘图：刘奎灿　任家琪）

七十七问 抗癌治疗中的"心"问题

王阿姨今年55岁,确诊乳腺癌后积极接受化疗,肿瘤明显缩小。然而,她最近频繁感到胸闷气短,甚至心慌不适。

"医生,我是不是太累了?还是化疗药物副作用太大?"王阿姨在就诊时忍不住问道。

医生仔细询问后,建议她做一个心脏超声检查,结果显示她的左心室射血分数下降了20%,已经低于50%,确诊为化疗引起的心功能不全。经过积极的心脏保护治疗,王阿姨的症状逐渐缓解,心脏功能有所恢复。

一、抗癌之路为何要"护心"?

抗癌治疗手段的进步让更多患者延长了生存期,但相关治疗引起的心脏毒性问题也逐渐显现。无论是化疗、放疗还是靶向治疗,都可能对心脏造成损害,包括心力衰竭、心律失常、高血压等。其中,蒽环类药物的心肌损伤发生率超过9%,且往往不可逆。有些药物的毒性甚至可能在治疗结束数年后才显现。抗癌治疗如同"杀敌一千,自损八百",在消灭癌细胞的同时,心脏也可能"受伤"。因此,保护心脏健康是抗癌治疗中的重要一环。

二、"伤心"有哪些症状？

心脏损害并非"悄无声息"，它会发出"求救信号"，比如胸痛、胸闷、心慌、气短、血压升高、心跳加快、乏力等。如果出现这些症状，应立即告知主治医生，进行检查和治疗。

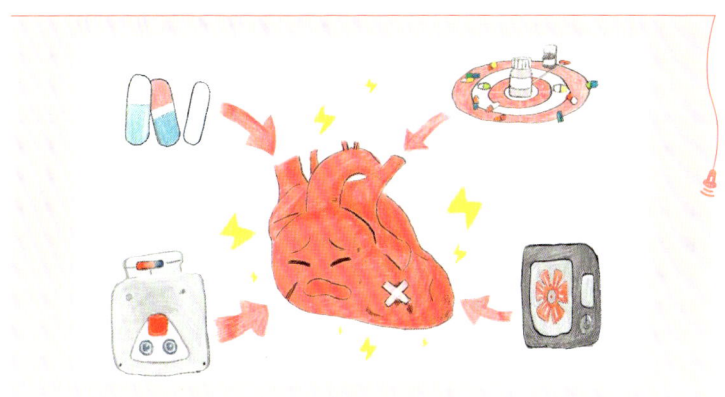

三、为什么要定期做心脏超声检查？

心脏超声是一种简单、无创、可重复的检查方法，可以动态观察心脏结构和功能的变化。对于使用蒽环类药物或靶向治疗的患者，定期检查尤为重要，能帮助医生早期发现心脏损害，及时采取保护性治疗措施。

四、心脏超声报告中哪些指标需特别关注？

抗癌治疗中，心功能不全是常见的心血管并发症之一。以下几个指标是心脏超声报告中的"重点关注对象"：①左心室射血分数：评估心脏收缩功能的重要指标。如果射血分数下降10%以上且低于50%，则提示心功能受损；②左室整体长轴应变：比射血分数更敏感的心肌损伤指标，左室整体长轴应变较治疗前降低幅度超过15%，需引起关注；③其他指标：如瓣膜反流、肺动脉收缩压增高等，也可能提示心脏问题。

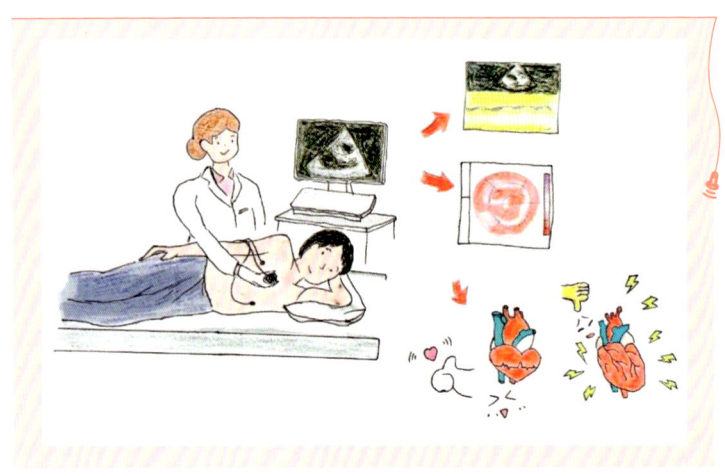

五、多久检查一次心脏超声？

检查频率因人而异，医生会根据患者情况评估检查频率。一般对于年龄≥80岁，既往有心肌梗死、心肌病、心力衰竭等心脏病史或既往有蒽环类药物化疗史等的高风险患者建议在以下时间点进行检查：每3个化疗周期前、化疗结束时、化疗后3~6个月、化疗后1年。定期检查有助于及时发现问题，调整治疗方案。

🔊 健康小贴士

抗癌治疗是一场与时间赛跑的战斗，但在消灭癌细胞的同时，也要保护好心脏这个"发动机"。了解治疗中的心脏风险，定期检查，及时应对，才能让抗癌之路走得更远、更稳。

（撰写：李萌萌　张梅；绘图：毛路垚　梁雨涵　杜润哲）

七十八问　大量饮酒，这"伤心"的爱好

杨大爷近来浑身没劲，稍微活动就气喘吁吁，赶紧到医院就诊。超声心动图检查发现他的心脏变大了，跳动也变弱了，这可把杨大爷吓坏了。医生进一步检查排除了心力衰竭的常见原因，比如心脏瓣膜病、冠心病、高血压等，那是什么原因导致大爷心脏变大、跳动变弱了呢？

"大爷，您平时喝酒不？"医生问。

大爷自豪地说："喝！我一天不喝都难受！街坊邻居都喝不过我！"

"那您一顿喝多少呀？"

"一顿只喝二两到半斤白酒！都喝了二十多年了！"

医生终于找到"伤大爷的心"的罪魁祸首——酒精性心肌病！喝酒不仅伤肝，还"伤心"！今天就带大家一起了解一下酒精性心肌病。

一、什么是酒精性心肌病

酒精性心肌病是长期大量饮酒（每日酒精摄入女性超过 40 g、男性超过 80 g，饮酒时间超过 5 年）对心脏造成的慢性损害，表现为心脏进行性扩大和心功能持续下降。

二、为什么喝酒会"伤心"?

乙醇,也就是酒精,可以通过多种途径损伤心肌,包括促进活性氧的产生、激活肾素-血管紧张素系统等。在人体内,乙醇代谢为乙醛并转化为乙酸,最终分解为二氧化碳和水。若人体内缺乏乙醛脱氢酶,将导致乙醛无法进一步代谢并积聚在体内,从而引起心肌损伤。

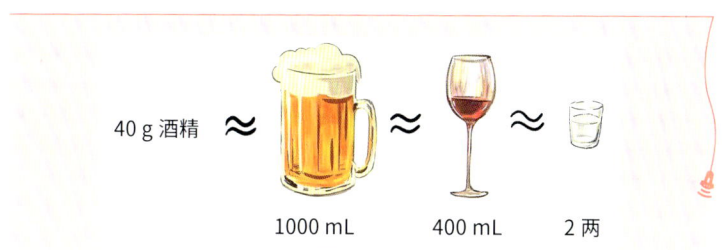

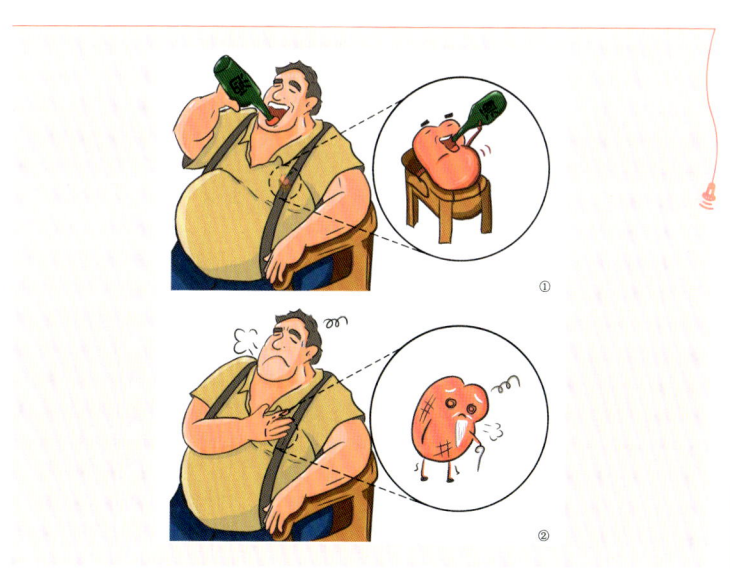

三、为什么有些人喝酒不会"伤心",而有些人喝酒会"伤心"?

人体对酒精的耐受有差异,与以下几个方面有关:①对酒精的代谢能力不同,亚洲人的乙醛脱氢酶活性一般较低,肝脏将酒精代谢为乙醛后,乙醛无法快速转化,在体内蓄积,这类人表现为一喝酒就容易脸红;②饮酒习惯不同,有些人常空腹喝酒,酒精直接接触胃黏膜,且吸收更快;③饮酒种类不同,高度酒因为酒精浓度高,难以及时代谢,更易在体内堆积。

尽管有些人对酒精耐受度较高,但长期大量饮酒有害健康,应尽量避免。长期饮酒者,建议尽早戒酒。

四、酒精性心肌病有哪些症状?

酒精性心肌病患者可出现活动后胸闷气喘、易感疲劳乏力,严重者可端坐呼吸、夜间不能平卧。也有些患者出现水肿、头晕或心慌等症状。

五、酒精性心肌病怎么治?能治好吗?

得了酒精性心肌病不要慌,戒酒是治疗中最重要的一步!早期发现并戒酒 6 个月后,心功能可不同程度恢复,症状也能缓解;如果继续饮酒,5 年病死率可高达 40% ~ 50%!建议患者按时吃药,保持良好的生活习惯,如低盐饮食、多吃水果蔬菜和谷物、适当锻炼等。

🔊 **健康小贴士**

酒精是个迷人又危险的"大反派"。大家要珍惜身体,远离酒精!定期做心脏超声检查很重要,早发现问题早采取措施,才能保护好我们的心脏!

(撰写:姚静 陈芬;绘图:陈芬)

七十九问 "心碎"真的让你心碎

范仲淹曾经说过"不以物喜,不以己悲"。平和的心态对于我们的身体健康非常重要。然而,我们经常会听到或者有时候自己也会说"气死我了"、"笑死我了"这两句话。大多数时候,我们认为这是对当时情绪的一种表达,并不会认为这真的会发生。气死或笑死仅仅是情绪上的一种夸张表达吗?不,现实中这真的有可能发生。在极度悲伤或惊喜等强烈的情绪冲击下,神经系统分泌大量激素,使人感到胸痛、呼吸困难等仿佛心碎了的症状。这种强烈的情绪刺激导致的心脏表现,被形象地称为心碎综合征。

心碎综合征又称为应激性心肌病,或者章鱼篓心肌病等。1990年日本大地震之后,出现了一批剧烈胸痛,但是冠状动脉正常的患者。这些患者的心脏基底段至中间段收缩增强,心尖部几乎不动,形状类似于章鱼篓。这种疾病表现引发了医生的惊讶与困惑,医生将其命名为Takotsubo(章鱼篓)综合征。

心碎综合征不论男性或女性都有可能发生,但是更偏爱女性群体,且在绝经后女性患者中更为常见。目前,临床上并无关于心碎综合征的针对性治疗措施,只能靠患者精神创伤修复后自行改善。虽然大部分患者在几天后就能迅速痊愈,但仍有部分患者会出现心力衰竭、心律失常等并发症,从而危及生命。

应用篇

超声心动图在心碎综合征的诊断及随访中可以发挥什么样的作用呢？超声心动图可以观察心脏的大小、室壁的运动及评估心脏功能。心碎综合征的典型超声心动图表现为左室基底段及中间段室壁运动增强，心尖部运动消失，酷似心尖部室壁瘤。且超声心动图具有实时、动态及便捷的优势，可以动态观察整个心碎综合征的疾病演变过程。因此，超声心动图在心碎综合征的诊断及治疗随访中具有举足轻重的作用。

为了能拥有一个健康的身体，防止"心碎"的发生，我们应该在平时的生活中尽量调整情绪与心态，克制不良情绪、温柔地呵护这颗脆弱的心脏。

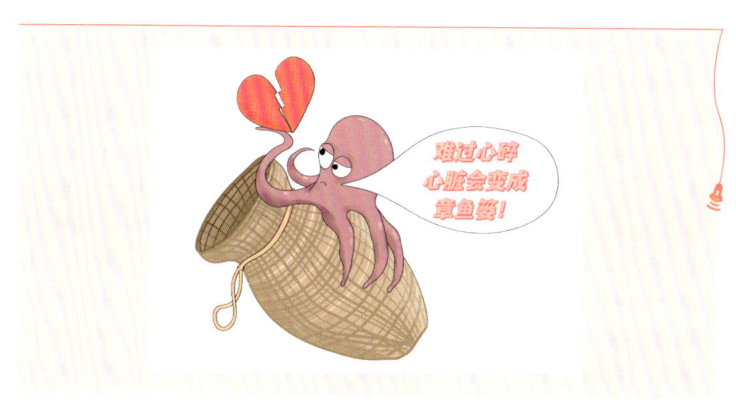

（撰写：于绍梅　谷颖　卫志红；插图：于绍梅）

八十问 如何科学地开始运动

李医生难得休假回老家。同学聚会上,多年不见的同学个个幸福肥了。"哎,我这一毕业运动就少了,可不就胖了嘛!"老王接着说,"老李呀,我也想重新运动起来呀,可是最近运动猝死的太多了,你看前段时间就有个运动员在比赛时猝死了,太可惜了!你可要给咱好好科普下,该如何科学地运动?"李医生笑道:"没问题,今天一定给你们讲清楚。"

运动前,先评估下自己的身体状态:①男性＞50岁、女性＞60岁;②有心血管疾病、2型糖尿病或肾脏疾病;③亲属里有早发(男＜55岁,女＜65岁)冠心病或其他心脏病,有亲属猝死;④参加或准备参加高危极限运动。以上情况里有一项,就是高风险人群。或者是以下情况:①缺乏规律的运动习惯;②存在胸闷、胸痛、呼吸困难等不适;③男性＞40岁,女性绝经后;④吸烟;⑤高血压;⑥高血脂;⑦肥胖以上情况里有两项,就是高风险人群。高风险人群得找医生做检查评估后再开始运动。

"做什么检查呢?我这都占了4项了呀!老同学。"老王急着说。

"别急,我接着就讲。"

一般医生会先开这两项检查——心电图及超声心动图,这两项检查便宜易完成,可以初步了解心脏结构、功能及有无心律失常的情况。如果想要了解心脏在运动状态下的功能、有无缺血及心律失常状态，还可以做平板运动试验、心肺运动试验、运动负荷超声心动图等。如果这些检查有异常发现，可能还得做冠状动脉 CT 造影、冠状动脉造影等相对复杂且昂贵甚至有创的检查。

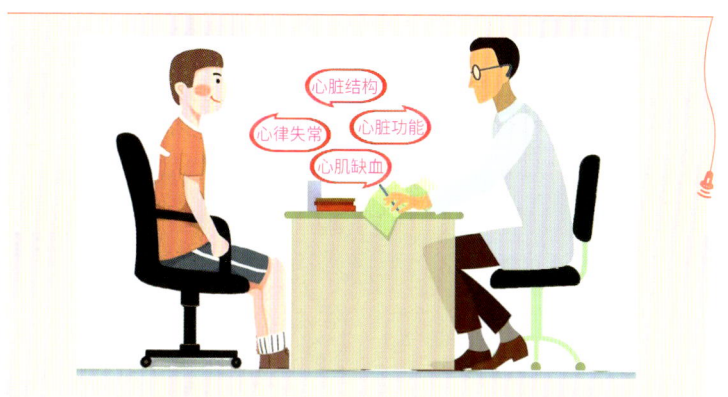

"嗯嗯，检查都做了，医生也评估了，那怎么开始运动呢，你也给咱讲讲吧。"

非高风险或者检查评估阴性，没有运动习惯的人建议从低–中等强度的运动开始，逐渐增加运动量。有运动习惯的人，可以继续当前强度的运动。

规律锻炼 1 个月后，在接下来的 4～8 个月，逐渐增加频次、强度和时间。

运动时可以佩戴运动手表等设备监测心率。如果没有监测工具，可以通过控制运动强度，保证运动中说话不吃力，运动中及运动后无明显不适，第二天疲劳感可恢复。运动中如出现了胸痛、憋气和头晕、头痛等症状，要立刻中止运动并休息。即使休息后能缓解，仍建议终止运动，并尽早到专科门诊咨询。如果休息后仍不能缓解，则需立即就医，必要时拨打120。

尽量避免独自在人少的地方运动，有条件可在配备自动体外除颤器的场所运动。不要在闷热潮湿及其他身体未适应的环境（如高原、高寒等）剧烈运动，不要在疲劳、感冒及酗酒后剧烈运动。

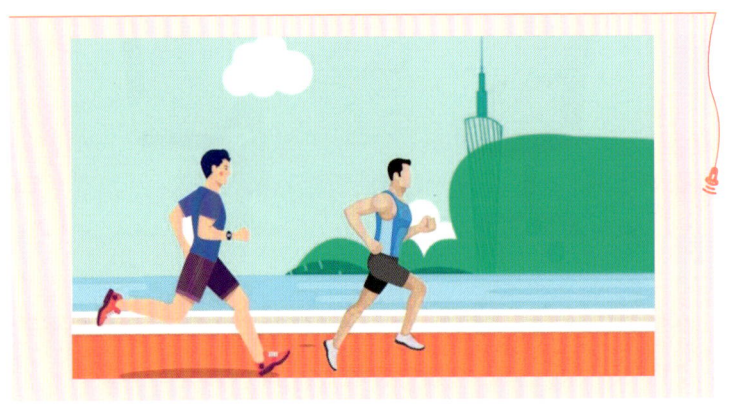

总之，科学运动的关键在于增强风险防范意识，运动前进行必要的检查评估，掌握科学运动的方法。

（撰写：谢秋　费洪文；绘图：谢秋）

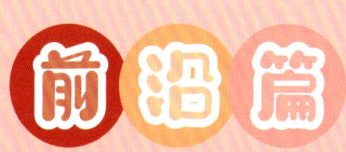

前沿篇

八十一问　心室辅助装置是什么？

心室辅助装置的植入是治疗终末期难治性心力衰竭患者的有效方法之一，是替代自体心脏功能的一种选择，也被称为人工心脏。

我们的心脏最重要的作用，就是一刻不停地为全身所有脏器、每一个细胞输送充足的血液，将营养物质和氧气带到全身，并将代谢废物运走处理。当心脏不幸衰竭，且病情严重到常规治疗方法无法奏效时，患者自体心脏虚弱到无法充分输送血液，人工心脏可以帮助自体心脏完成其本职工作，在人工心脏工作期间，让患者的心脏也有机会得到休息和恢复。这种先进的装置能够直接改善心脏输送血液的功能，减轻心脏负担，起到部分或者完全替代心脏的作用，维持身体循环系统的稳定。

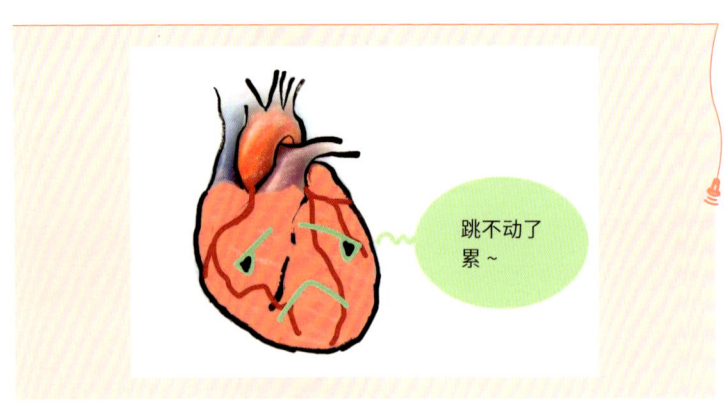

心脏的每次跳动，对于健康人而言，可能都是稀松平常的，但是对于难治性心力衰竭的患者而言，每一次心跳都可能是一种奢望。在人工心脏出现之前，心脏移植是终末期心力衰竭患者最后的希望，但是每年等待移植的人群数量庞大，大多数人都等不到那颗可以拯救自己的心脏，而现在，这颗人工心脏，为他们带来了新的生机和希望。也有少数患者自己的心脏得到"休息"后，心功能得到不同程度的恢复，可以脱离人工心脏这根"拐杖"，成功"撤机"。

每一位人工心脏的植入者都变成了特殊的"背包客"，一天24小时小背包不离身，这个小背包里装着人工心脏的控制器和电源。医生会根据患者病情将各种参数调整到适合的指标，控制器可以随时监测人工心脏运行情况并对异常状态发出警报。

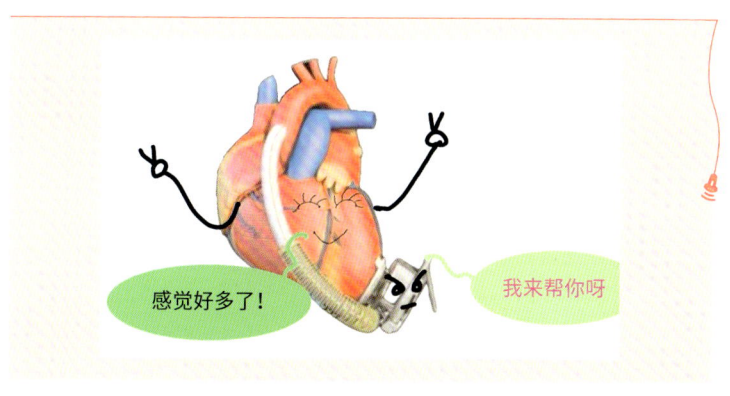

目前中国最新款产品的设计寿命都达到了10年以上。最初的设计初衷就是为了帮患者过渡到心脏移植，现在随着

技术进步,材料科学不断发展,将有一部分患者选择长期带泵生存。患者植入人工心脏后,可回归正常生活,但需要长期服用抗凝药,并定期复诊。最早安装"中国心"的患者已经健康生活了近7年,这充分证明了这项技术的成功和巨大的潜力。

(撰写:蒋丽丽 谢明星;绘图:蒋丽丽)

八十二问 已经装了人工心脏,为什么还要常来超声科报到?

从前,终末期心力衰竭患者往往只能在漫长的等待中期待一颗供体心脏拯救自己,现如今,随着材料科学的进步、临床医学的发展,越来越多的终末期心力衰竭患者可以选择安装心室辅助装置,俗称人工心脏。戴着这套装备,他们又可以拥抱生命之光,感受阳光雨露了。手术后呢,他们要定期到医院复查各项指标,除了抽血化验之外,他们还需要频繁地到超声科报到。这是为什么呢?

超声心动图作为一项简便、无创、可获得性强的影像工具,是人工心脏临床应用中非常重要的影像学检查手段。

一、何时进行心脏超声检查呢?

人工心脏植入患者需要规律进行超声随访,推荐方案一般是术后2周、1个月、3个月、6个月,之后每半年至1年随访1次。即使未发生设备报警,患者无症状或仅有轻微症状,也可以在心脏超声的监测下,进行转速调节,使患者及设备达到最佳状态。

二、心脏超声检查什么?

检查内容包括流出管的流量、左心室的大小和功能、主动脉瓣开放频率及时长、各瓣膜反流程度、右心室的大小及功能、房间隔及室间隔位置是否居中等，这些心脏的重要指标和状态只能通过心脏超声来判断，心脏超声就是医生必不可少的"第三只眼"，简单、无创、快速地获取信息，指导人工心脏的参数调节。

三、人工心脏偶尔可能发出警报，一般是什么原因呢？

出现警报的可能原因，包括左心室"抽吸"、低血容量、右心室功能障碍、心包压塞、恶性高血压、血栓、管道受压或位置异常导致梗阻、心律失常、泵的功能异常、明显的主动脉瓣反流、感染性休克、药物相关的周围血管扩张等，这都需要启动"第三只眼"——心脏超声进行快速排查，寻找病因，及时解除警报。

四、极少数人工心脏植入患者可能在手术后自体心脏功能恢复，有望撤泵，何时可以撤泵呢？

在随访过程中，心脏超声检查时会发现一部分患者自体心脏缩小、收缩功能明显回升，同时机器转速在随访过程中逐步降低，流入管和/或流出管的多普勒超声频谱显示无明显前向血流甚至出现逆向血流频谱，而此时患者的抗凝治疗到位，不存在泵功能的问题，在进一步系统性评估后，可以考虑撤泵。

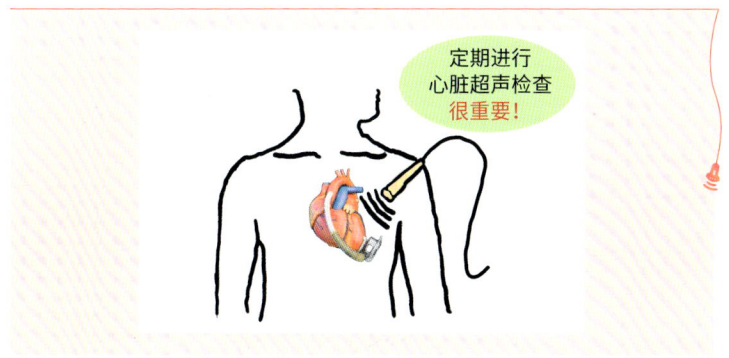

（撰写：蒋丽丽　杨亚利；绘图：蒋丽丽）

八十三问 心脏的"内窥镜"
——心腔内超声心动图揭秘

在医院里,一提到给心脏做检查,大家可能马上想到心电图、心脏彩超(彩色多普勒超声)。但今天要给大伙讲讲一个更厉害的"侦察兵"——心腔内超声心动图,它能钻进心脏里,把那些隐藏的毛病看得一清二楚。

一、心腔内超声心动图是什么?

简单来说,心腔内超声心动图就像是一个超迷你的摄像头,医生通过细细的导管,把它送到心脏内部。它一边发射超声波,一边接收反射回来的信号,然后迅速将信号转化成心脏内部结构、血流的动态影像,直接呈现在显示屏上。

二、心腔内超声心动图与常规检查见到的经胸超声心动图有何区别?

经胸超声心动图是一种无创的检查方法,检查时探头放在胸壁表面,通过超声波来探测心脏的结构和功能。就像在房间外面通过特殊的声波穿过墙壁来大致了解墙内房间(心脏内部)的情况。心腔内超声心动图属于介入性超声检查,它是将超声探头通过血管(一般是股静脉等)送到心脏内部,在心脏里面直接观察心脏结构,类似在房间内部进行查看。它离心脏更近,图像更清晰、细腻,你想想,在房间里看东西,相当于直接站在跟前,肯定比隔着墙向里看更真切。

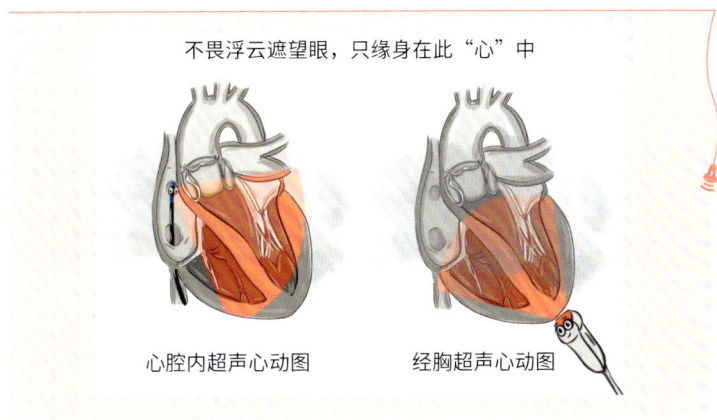

不畏浮云遮望眼,只缘身在此"心"中

心腔内超声心动图　　经胸超声心动图

三、为什么要做这个心腔内超声心动图检查?

有些心脏问题藏得很深,像房颤患者,心脏里的电信号紊乱,导致心房乱颤。这时候,医生可知道心房里有没有形成血栓,要是盲目治疗,血栓一旦脱落,随着血流跑到脑血管中,就会引发中风,后果不堪设想。心腔内超声心动图就能探进心房,把每个角落都探查清楚,让血栓无处遁形。还有,在进行心脏介入手术时,心脏手术用的导管有时需要穿透心腔中的一堵墙(房间隔),心腔内超声心动图可以清晰地引导,避免将心脏戳破。与此同时,心腔内超声心动图还可以实时引导导管,帮助医生精准定位,避开关键血管、神经,就像给医生戴上了3D导航的眼镜,使手术更安全、高效。

四、心腔内超声心动图检查过程痛吗?

做心腔内超声心动图检查时,医生会先在大腿根部或者颈部的血管处，打一点局部麻药，就像被蚊子轻轻叮了一下，稍微有点刺痛感，之后基本没什么感觉了。心腔内超声心动图导管顺着血管慢慢进入心脏，过程中大多数人没什么不舒服，偶尔可能会觉得心脏跳得快了一点，别慌，这是导管在"探索"时身体的正常反应，只要放松，很快就会过去，操作时间很短。

五、心腔内超声心动图安全吗，有没有辐射？

心腔内超声心动图检查很安全，导管很细，对血管损伤极小，而且医生操作经验丰富，会全程监控。关键是它没有辐射，不像 X 线、CT 那些检查，心腔内超声心动图做完后身体里不会残留任何有害的东西，孕妇、老年人、小孩等特殊人群也能放心做，不用担心辐射隐患。

六、做完检查要注意什么？

做完后，只需要观察穿刺部位有没有出血、肿胀。注意穿刺的地方别沾水，保持清洁干燥，一两天内不要剧烈运动，让身体缓一缓。要是之后出现心慌、胸闷、伤口疼痛加剧或者发烧这些情况，别耽搁，抓紧回医院就诊。

心腔内超声心动图虽然听起来"高大上"，但它实实在在是守护心脏健康的好帮手。了解它，关键时刻不迷茫，配合医生检查，一起为心脏健康保驾护航，让大家都能拥有一颗强健而有力的心脏，畅享美好生活。

（撰写：许迪；绘图：陈芬）

前沿篇

八十四问 睡一觉就好的经食管心脏超声检查——无痛经食管心脏超声检查

"李大爷,你这无痛的心超做起来咋样啊,难受不?听说和做胃镜一样难受呢,我还真有点害怕",李大爷刚做完无痛经食管心超检查回到病房,隔壁床的陶大爷立刻凑来询问,"我都睡着了,啥也不知道啊,睡醒了医生们就说做好了,很顺利"。

以上对话也是近段时期许多患者对无痛经食管心脏超声检查的疑问,大多数人对这项检查是什么,难受不难受,安全与否,以及要做什么准备尚未有清晰的概念,那我们这篇文章就为大家科普一下无痛经食管心脏超声检查。

一、什么是经食管超声心动图?

食管紧贴心脏的后方,经食管超声心动图是将一根粗细约 1 cm 的探头从口腔深入食管,从后方近距离观察心脏的检查。通常应用于经胸超声心动图看不清、需要经食管超声心动图检查这把"放大镜"对心脏细微结构进行评估及引导心脏手术这三种情况。

普通经食管超声心动图是患者在含服局部麻醉剂后进行检查,有些患者在检查时会出现恶心干呕,甚至不能完成检查,这大多数是因为紧张焦虑、恐惧心理和咽反射作用。故而无痛经食管超声心动图检查应运而生。

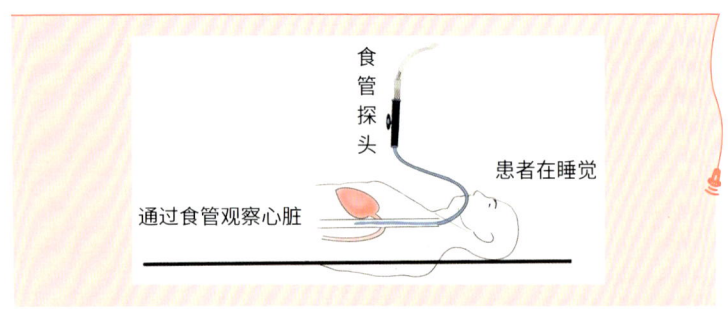

二、无痛经食管超声心动图真的无痛吗，麻醉有什么危害吗？

无痛经食管超声心动图检查是医生经谨慎评估后对患者进行小剂量低深度的静脉麻醉，再行经食管超声心动图检查，这种静脉麻醉对人体的生物扰乱作用较小，患者"入睡快，苏醒快"，整套检查下来真正能做到"睡一觉就好"，很大程度上避免了患者的不适，同时也提高了检查的安全性和准确性。

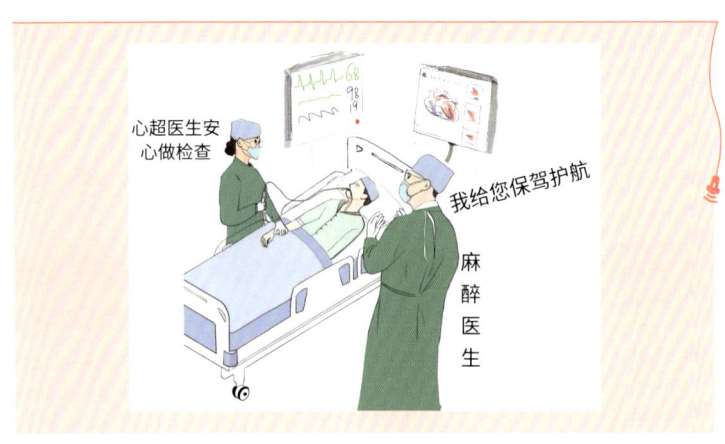

三、经食管超声心动图检查前需要做什么准备？

（1）既往有任何病史及长期服用的药物（比如高血压药、中草药等）均需告知医生，特别是有心、肺、脑、食管疾病和精神疾病的患者，有些药物，比如高血压药物一般是不需要停药的，具体需要医生进行评估，不宜私自停药或更换药物。

（2）检查前一天建议清淡饮食，检查前8小时需要禁食，检查前3小时禁水，否则在麻醉过程中可能会出现误吸、吸入性肺炎、窒息的情况。若大家在检查前已进行饮食，需及时告知检查医生。

四、检查后需要注意什么？

（1）经食管超声心动图检查术后出现痰中带些微血丝的情况是正常的，如果出现明显的咽喉痛、胸痛、腹痛、呕血、黑便等情况，需及时就诊；如无不适，2小时后可以进食温凉流质，例如常温稀粥，避免热烫坚硬食物，次日可照常饮食。

（2）离院途中需家属陪伴，24小时内不宜进行驾驶等精细工作，避免剧烈运动，如跑步、骑行等。

（撰写：潘余楠　蒲朝霞；绘图：潘余楠）

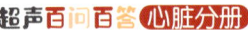

 二尖瓣经导管缘对缘修复手术中的"眼睛"——经食管超声心动图

老李今年65岁,最近感到心慌、气喘,尤其是上下楼梯时更明显。经检查,医生诊断为二尖瓣关闭不全,意思是心脏内的"门"关不严,每次心脏推动血液时,一部分血液回流,增加了心脏负担。就像往水桶里倒水,水从一侧漏出,心脏需要加倍努力地工作。长期如此,心脏疲劳,导致心慌、气喘,甚至可能引发心力衰竭等严重问题。为有效解决老李的问题,医生建议行经导管缘对缘修复(transcatheter edge-to-edge repair,TEER)手术。这一介入手术旨在修复那扇漏风的"门",改善心脏功能。

手术安排好后,医生特别向老李介绍了他们的"秘密武器"——经食管超声心动图。

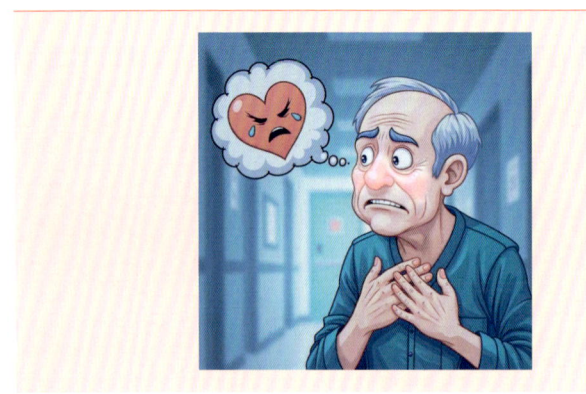

一、什么是二尖瓣经导管缘对缘修复手术？

经导管缘对缘修复手术就像是一位技术高超的门匠，通过导管小心地送入一个"夹子"，把老李心脏那扇关不严的"门"（即二尖瓣）夹紧，不用做开胸大手术。手术后，老李的心脏就像被重新校准过一样，工作效率大幅提升。

二、经食管超声心动图在这个手术中是干什么的？

经食管超声心动图是医生们的"火眼金睛"！想象一下，如果你修理漏水的水管而没有光源，难度可想而知。经食管超声心动图就是这束"强光"，甚至是超高清、3D的！它通过置入食管的探头，给医生提供心脏结构的高清动态影像。整个手术过程，在经食管超声心动图的引导、监测和评估下，如同给医生配备了实时导航仪，每一步操作都精确无误。

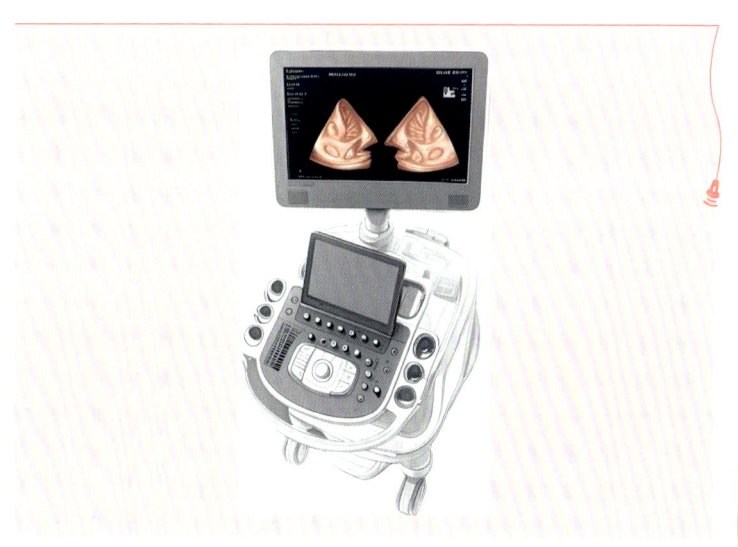

三、经食管超声心动图是如何具体助力经导管缘对缘修复手术的?

以老李的手术为例,经食管超声心动图的作用如下。

(1)术前诊断:在手术前,医生用经食管超声心动图探查老李的二尖瓣,评估瓣叶的结构、腱索的情况,以及反流的严重程度。这一"侦察"帮助医生确定最佳手术方案。

(2)术中指导:手术时,经食管超声心动图实时监测。医生在夹合老李的瓣膜时,经食管超声心动图就像"指挥官",确保器械精准到位。如果位置稍有偏移,经食管超声心动图会及时显示,医生迅速调整,确保手术效果。

(3)术后验收:手术结束时,经食管超声心动图再次"验收",确认老李的二尖瓣已恢复正常功能,反流显著减少。这样医生能够放心,术后恢复更有保障。

四、经食管超声心动图技术有什么挑战吗?

当然有!经食管超声心动图虽然是神器,但医生操作起来需要高超的技巧。拿到清晰图像、快速分析并做出调整,这些都需要丰富的经验和稳定的手法。经食管超声心动图就是医生手中的利器,用得好是神助攻,用得不好则会让操作变得困难。

经食管超声心动图让经导管缘对缘修复手术更精准更安全!经食管超声心动图不仅仅是超声仪器,更是医生的"帮手"。它让患者更快地恢复,减少术后并发症,也让医生对手术充满信心。可以说,经食管超声心动图是经导管缘对缘修复手术中不可或缺的"智慧之眼"!

(撰写:邓燕 谢东薇;绘图:植仁涛)

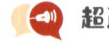 小气泡大用途,心脏超声造影解疑惑

心脏超声造影给超声医生诊断心脏疾病提供了全新视角,今天为大家介绍心脏超声造影的"小气泡大用途"。

一、心脏超声造影是什么?

心脏超声造影检查是在常规心脏超声检查的基础上,静脉注入超声造影剂,通过对造影剂微泡的探测,显示心脏的结构及血流状态,以达到疾病诊断目的的一种超声检查方法。

二、为什么要做心脏超声造影?

经常有患者会问,有些情况下,常规心脏超声检查已经做出相关描述或诊断,为什么还要行心脏超声造影检查?如果需要评价心肌的血流灌注状态、准确评价左室射血分数和节段性室壁运动情况、鉴别心内血栓和肿瘤、心肌病变、卵圆孔未闭、肺动-静脉瘘等疾病,就需要进行心脏超声造影,分为右心声学造影和左心声学造影,使用情况有很大不同。

右心声学造影:主要用于诊断或排除肺内或心内分流的相关疾病。当出现不明原因的脑卒中、短暂性脑缺血发作或长期存在偏头痛症状时,可能与卵圆孔未闭相关的分流有关,此时可通过右心声学造影明确心内分流的诊断。

左心声学造影：一方面可以增加心内膜边界显影，清晰地显示心脏的组织结构；另一方面可以观察心肌或病变组织的血流灌注情况。心脏的冠状动脉血管犹如一棵大树，冠状动脉造影检查是针对大树主干的检查方法，却无法显影心肌内细小的微血管网，心肌超声造影就是对"微血管网"进行检查的技术手段。因此，其主要应用场景如下。

（1）当需要精确测量左心室容积和功能时，可使用造影剂增加心内膜边界的显示，更准确地评估左室功能。

（2）当需要诊断或排除心尖肥厚型心肌病、心尖室壁瘤、心肌致密化不全、血栓等疾病时，可通过超声造影剂增强心内膜边界显影帮助诊断。

（3）冠心病患者通过心肌造影评价心肌微循环灌注情况，诊断心肌缺血，更好地明确病变的范围及程度，进一步评价预后。

（4）常规超声发现心腔内异常占位时，可通过心肌造影检查观察占位内血流灌注情况，初步鉴别占位的性质。

三、心脏超声造影剂对人体有伤害吗？需要注意什么？

目前国内批准使用的超声造影剂是安全的，不良反应率极低。右心声学造影剂临床常用的是震荡的 0.9% 无菌生理盐水，使用安全无不良反应。左心声学造影剂是一种直径小于人体红细胞的微泡，无毒性、不含碘，具有安全、实时及无辐射的特点，可以短期内多次使用，通过呼吸排出，约 15～20 分钟后就可代谢出体外，无肝肾及心脏毒性，因此对放射性造影剂过敏（碘过敏）或肾功能不全的患者均可使用，但对磷脂或白蛋白过敏者及过敏体质者禁用。

心脏超声造影检查在门诊即可完成，检查前无须空腹、憋尿等特殊准备，无需住院及麻醉，检查中需露出胸前位置及右侧手臂，建议着宽松、方便穿脱的衣物，检查后会留置静脉针在诊室观察15～20分钟，无过敏反应后可拔针离开。目前，心脏超声造影已经广泛应用于临床工作中，并发挥着越来越重要的作用，希望未来能为患者带来更大的价值。

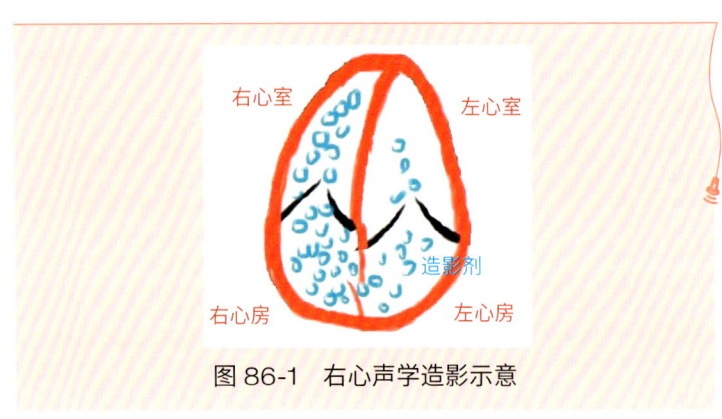

图86-1 右心声学造影示意

（撰写：孙品；绘图：周红）

前沿篇

八十七问 让左心"发声",为左心"代言"

左心声学造影,听起来是不是挺高大上的?其实,它是将常规超声心动图与造影剂相联合起来的一项检查,好像给心脏化了个妆,打了个高光,让左心看起来轮廓分明立体,特有"高级感"。

首先,造影剂的存在让黑白图像中的心脏显示得更清楚,其效果堪比相机的去雾滤镜,让原本模糊的心脏瞬间变得清晰鲜明,对于看图说话的医生而言是得力"助手"。造影剂使得左心室的心内膜边界分明、左心室形态轮廓明朗,从而使左室容积大小和射血分数测量更准确,局部室壁运动异常显示更直观。同时造影剂还更好地揭示左心腔室内部的异常情况,比如心腔里有占位性病变(如血栓、肿瘤等)、心肌致密化不全、心肌变薄(如室壁瘤,陈旧性心肌梗死等)、心肌变厚(如心尖肥厚等),为医生提供了更为全面和准确的诊断依据。

此外,心肌声学造影能反映心肌的灌注情况。如果把心肌想象成一块需要浇水的菜地,血液比作水,正常情况下,水会均匀地浇灌菜地的每个角落。心肌缺血区就像是部分菜地浇水不足,心肌梗死区就像是几乎没有浇水。同理,左心声学造影可以反映心脏内占位的血流灌注情况,血栓通常内部无造影剂灌注,而肿瘤是有灌注的,恶性肿瘤灌注丰富等。

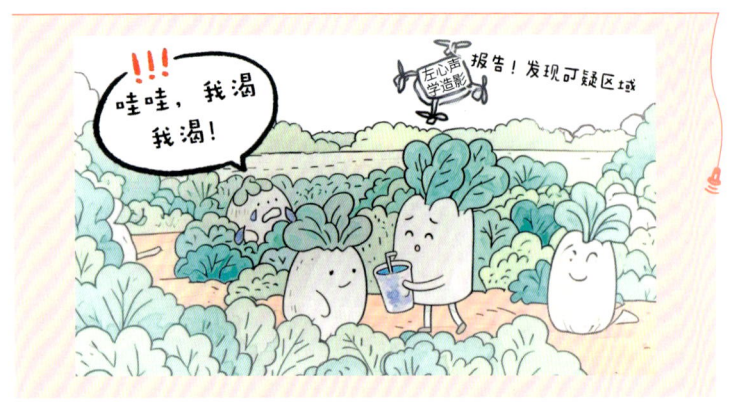

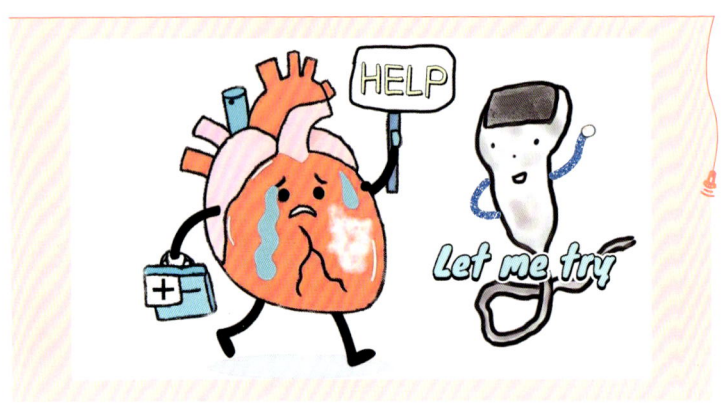

可见,在当下众多诊断心脏疾病的检查技术里,左心声学造影这个"选手"不是流量派,而是实力派。

(撰写:袁新春;绘图:袁新春)

前沿篇

八十八问 无孔不入,"圆"形毕露
——右心声学造影揪出多年头痛真凶

> 刘女士反复头痛多年,近期因头痛越发频繁,于我院神经内科就诊,医生问诊后,告知患者需要做"右心声学造影"检查。患者缴费后来到超声诊室才知道神经内科医生开的是心脏检查,疑问随之产生。

一、头痛为什么要做"右心声学造影"的检查?

头痛可能由多种原因引起,其中"卵圆孔未闭"是一个潜在的原因,大多数卵圆孔未闭的患者没有特殊症状,但少数患者可能会出现偏头痛,尤其是当反复发生偏头痛而找不到其他原因时,需要明确是否是因"卵圆孔未闭"引起。

二、什么是右心声学造影?

右心声学造影是一种广泛使用的无创诊断方法,利用微气泡弥散、无孔不入的特点,观察静息状态下,以及患者通过咳嗽、Valsalva等动作增加胸腔内压时,微气泡是否通过卵圆孔未闭进入左心房,有助于提高卵圆孔未闭的诊断率。

三、CT 造影剂过敏，能做右心声学造影吗？

右心造影剂与 CT 造影剂完全不同，是由 0.9% 生理盐水与患者的少量自体血液和空气混合振荡产生的微泡状液体，通过外周静脉注入，安全性高、无过敏反应，不良反应罕见。

四、造影时需要做哪些准备？

检查时患者取左侧卧位，由护士在左侧手肘静脉建立静脉通道，将混合振荡好的微泡状液体注入患者体内，共注射两次，第一次患者平静呼吸；第二次注射时，需患者配合吹动压力表至 40 mmHg 以上，维持 10 秒后迅速呼气。检查医生通过患者静息状态及激发试验的影像数据进行诊断（图 88-1）。

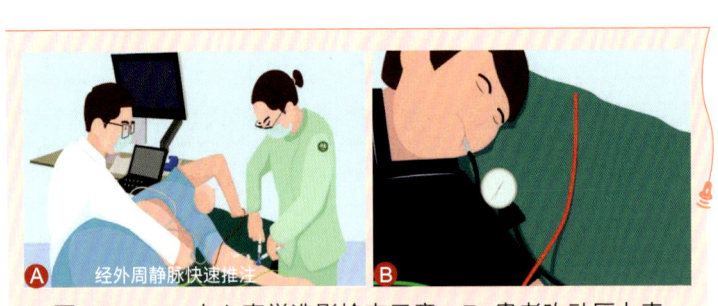

图 88-1 A. 右心声学造影检查示意；B. 患者吹动压力表

五、患有卵圆孔未闭需要手术吗？

卵圆孔未闭在正常成年人中发生率高达 20%～30%，正常情况下并不会对健康造成威胁，也不需要手术。若患者长期反复头痛、不明原因突发脑卒中，又同时存在卵圆孔未闭的情况，可考虑手术治疗。但需专业的临床医生评估患者的临床症状及各项辅助检查结果，以确定是否行卵圆孔未闭封堵术。

刘女士经右心声学造影检查结果证实为大量右向左的分流，考虑存在卵圆孔未闭，后经头颅核磁检查发现存在脑梗病灶，在临床医生的建议下，行微创经皮卵圆孔未闭封堵术，多年的头痛得到缓解。

（撰写：谢德波　谭琳　郭燕丽；绘图：冯江　王艳）

八十九问 不负众望,"荷"然有声——揭开负荷超声心动图的神秘面纱

王阿姨近两年来时常感觉胸闷、胸痛,医院跑了一家又一家,检查也做了一次又一次,但没发现任何问题。

王阿姨百思不得其解:"医生,我经常感觉胸闷,发病时甚至都起不了床,但是怎么就是查不出原因呢?"

医生:"您别着急,很多冠心病患者有"心绞痛"症状,但是常规超声心动图、心电图甚至冠状动脉造影都没有异常发现。"要捕捉心脏病变,让心脏快速动起来,往往是一种有效的方法。

王阿姨:"快速动起来?心脏怎么能快速动起来呢?"

医生:"负荷超声心动图就是一种让心脏快速动起来的检查方法,我建议您做一个。"

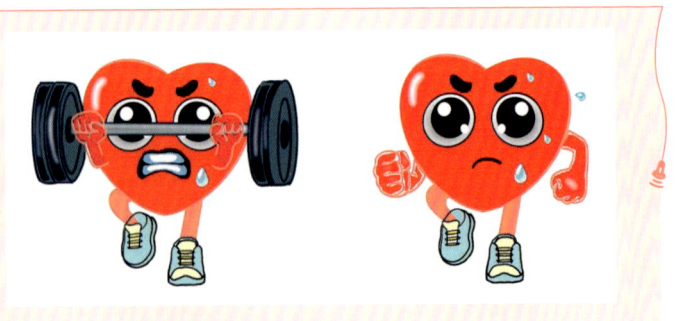

一、什么是负荷超声心动图？

负荷超声心动图是采用运动、药物等方法使心脏加速、加强跳动，以增加心肌氧耗，打破静息状态下心肌氧耗—氧供之间的平衡，诱发或加重心肌缺血，应用超声心动图技术进行检测，从而对心血管生理及病理状态做出判断的一种方法。

二、负荷方式有哪些呢？该如何选择？

目前临床应用较广的负荷方式包括运动负荷（运动平板、直立或仰卧踏车）和药物负荷（多巴酚丁胺或腺苷类），不同负荷方式各具优势。

（1）运动负荷：是最符合人体生理状态的负荷方式，通过逐渐增加运动量（难度）阶梯式增加心脏负荷，在运动过程中利用超声心动图对心脏结构和功能变化进行实时监测，以评估是否诱发心肌缺血。对于可以运动的患者，首选运动负荷试验。

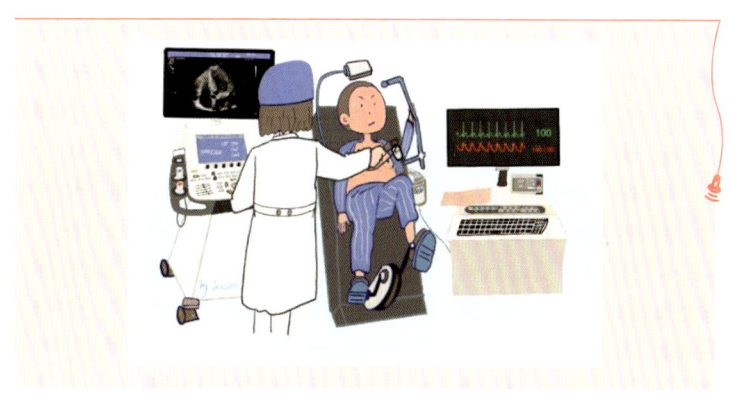

（2）药物负荷：通过输注多巴酚丁胺或腺苷类药物达到负荷目的。前者作用与运动负荷类似，对于不能运动的患者，可采用多巴酚丁胺负荷。而腺苷类药物可降低病变冠状动脉的血流，主要用于评估心肌灌注和冠状动脉储备功能。对不适合运动和多巴酚丁胺负荷的患者，可采用腺苷类负荷。

三、哪些疾病需要做负荷超声心动图检查呢？

负荷超声心动图在缺血性心脏病及非缺血性心脏病中均有广泛应用。缺血性心脏病适应证包括：冠心病的诊断、预后评估及危险分层、呼吸困难病因学评估、血运重建后持续或再发胸痛评估、冠状动脉储备功能评估等。非缺血性心脏病适应证包括：肥厚型心肌病梗阻程度评估、复杂心脏瓣膜病严重程度评估、心力衰竭左室收缩功能储备及舒张功能障碍评估等。

四、负荷超声心动图检查安全吗？

负荷超声心动图属于无创性检查，是安全的检查方法。在检查前有专人进行评估，严格把握适应证及禁忌证，并签署知情同意书。检查过程中，全程监测心电图、血压等，且运动强度及药物剂量均实时可控，无需使用放射性造影剂，对肝肾功能没有影响。故其安全性较高，鲜有不良事件发生。

（撰写：张静　王静　吴纯；绘图：李诗莹）

九十问 拨开迷雾，心脏负荷超声如何揭示胸闷真凶？

35岁的小李，最近十分苦恼，他一直热爱体育运动，最近踢足球抢球的关键时刻总出现明显的胸闷和呼吸困难，难以忍受，休息片刻后可缓解。他来到门诊就诊，心脏听诊未发现明显异常心音或杂音；心电图仅表现为ST-T改变；实验室检查结果在正常范围；超声心动图显示心肌部分节段增厚，未见明显左室流出道梗阻。常规的检查、检验解释不了小李运动后出现的胸闷和呼吸困难，医生决定通过一种称为"负荷超声心动图"的检查，模拟踢足球拼抢时的这种负荷状态，最终小李被诊断为隐匿梗阻性肥厚型心肌病。

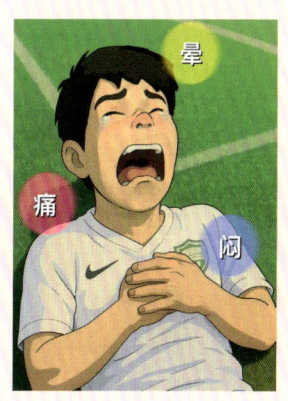

一、负荷超声心动图的检查是怎么进行的呢?

负荷超声心动图是一种让心脏在医生监督下"做运动"的检查,模拟日常活动或剧烈运动时心脏的供血情况及心脏负荷情况,利用超声心动图技术进行诊断和评估。检查过程包括:①静息状态:患者在安静状态下接受超声心动图检查,记录心脏的基本活动和功能;②增加负荷:患者进行一段时间的运动或接受药物刺激,以增加心脏的负荷;③负荷后检查:再次进行超声心动图检查,比较心脏在负荷前后的变化,全部过程大概需要半小时。

二、负荷超声心动图检查结果的意义是什么?

对于肥厚型心肌病,特别是存在隐匿性左室梗阻的患者,在静息状态下,患者症状不明显,常规检查也发现不了问题,但是患者总是运动后出现胸闷,甚至是黑蒙,晕厥,这是因为在负荷状态下患者左室流出道梗阻加重,同时合并二尖瓣反流程度加重,从而引起相应症状。另外,一些冠心病患者,也会在餐后或者运动后出现胸痛,静息状态下,检查异常不明显,但这类患者在行负荷超声心动图检查时可能会诱发心肌缺血区域出现心脏室壁运动减弱或消失。

三、负荷超声心动图检查前需要做哪些准备?

检查前的准备包括:穿着舒适、方便活动的衣物及运动鞋;根据医嘱可能需要暂时停用某些药物(如β-受体阻滞剂);避免饱食,禁烟,避免剧烈运动,保持良好的睡眠。

四、检查后需要注意什么?

检查后,患者应安静休息,直至心率和血压恢复正常水平。如果在检查过程中出现任何不适,应及时告知医生。

(撰写:周玮　刘娅妮;绘图:周玮)

九十一问 心血管超声弹性成像技术如何助力影像"触诊"?

日常生活中,我们经常通过"摸一摸""捏一捏"来感受物体的软硬度。那么,在心血管疾病检查中,如何判断某个组织的硬度呢?传统的超声心动图只能"看到"结构,但无法"触摸"组织的硬度。超声剪切波弹性成像技术为我们提供了"触诊"的新方法,能够精确评估组织硬度,辅助心血管疾病精准诊断。

一、超声剪切波弹性成像的工作原理是什么呢?

超声剪切波弹性成像技术通过超声探头发射声辐射力脉冲,可在检查靶区组织时产生形变,从而在组织中传播时产生与脉冲波方向垂直的剪切波。剪切波在组织中的传播速度与组织硬度成正比,组织越硬,剪切波传播越快;组织越软,剪切波传播越慢,通过分析数据,可量化组织弹性(图91-1)。

二、超声剪切波弹性成像在心血管疾病诊断中有哪些应用呢?

(1)评价心肌弹性:揭示心肌健康新线索:正常的心肌组织具有良好的弹性,是心脏维持正常功能的至关重要因素。心脏疾病,如心力衰竭或心肌病,可导致心肌的弹性下降,从而影响心脏的泵血功能。使用超声剪切波弹性成像技术，可量化心肌弹性，发现心肌在结构变化前的硬度异常，为早期诊断提供有力支持。

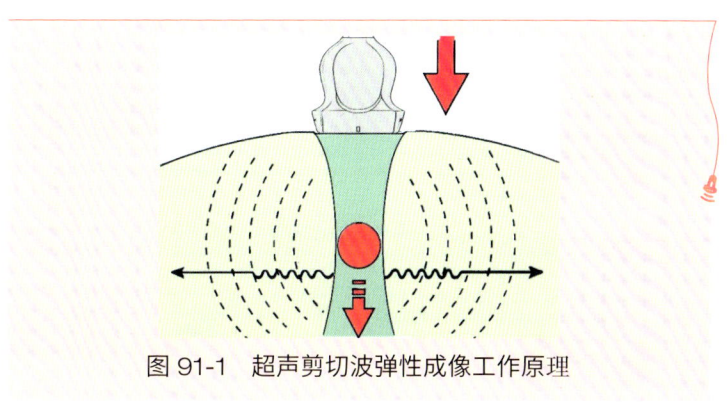

图 91-1　超声剪切波弹性成像工作原理

（2）评价颈动脉硬化斑块易损性：常规颈动脉超声用于评估易损斑块时，依赖经验，且准确性有限。超声剪切波弹性成像技术则能够量化颈动脉斑块硬度，分析其成分，帮助医生精确判断斑块易损性，对于脑卒中的早期预防和干预具有重要意义。

（3）早期评价动脉壁硬化：在无明显动脉斑块的患者中，常规超声通过测量动脉内中膜厚度来评估是否存在动脉硬化。但动脉内中膜厚度增厚意味着已出现结构性改变，而超声剪切波弹性成像技术则可以通过评估血管壁硬度，早期发现功能性变化，有助于早期干预和预防。

（4）评估下肢深静脉血栓分期：下肢深静脉血栓会随着时间推移逐渐变硬、弹性下降。医生可通过超声剪切波弹性成像技术评估血栓的硬度特征，从而推断血栓的形成时间，判断血栓分期。这对于静脉血栓的早期诊断、治疗和溶栓效果的评估都具有重要价值。

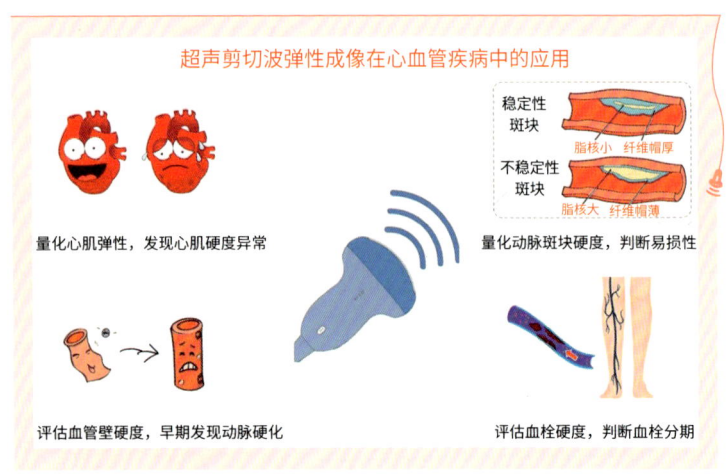

总之,超声剪切波弹性成像技术可定量评估组织的硬度,不仅提升了心血管疾病诊断能力,还为个性化治疗提供了更好的支持。未来随着技术的不断发展,超声剪切波弹性成像将逐渐发挥其独特优势,成为医学影像中的"触诊专家"。

(撰写:王永槐　马春燕;绘图:娄喆)

前沿篇

九十二问 超声波如何治疗疾病

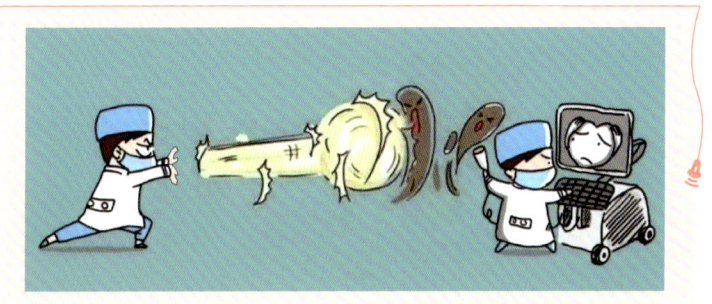

早在20世纪40年代末，超声波便作为治疗手段被用于缓解深层组织疼痛和促进组织修复。这主要得益于其机械效应和热效应：高频振动产生微"按摩"作用，改善营养供应，增强细胞活性；热效应促进血液循环，缓解疼痛，加快新陈代谢。

一、从航空技术到医疗突破

20世纪70年代，航空航天领域的探索意外地推动了超声波在医学中的应用。当时，Dornier公司在研究飞行器超音速飞行时的冲击波效应时，发现冲击波可以在水和生物组织中聚焦形成高能点。基于这一发现，Dornier公司开发了革命性的体外冲击波碎石技术。这一技术通过聚焦冲击波精准击碎尿路结石，而对周围软组织无害，极大地提高了结石治疗的安全性和有效性。1980年，第一例体外冲击波碎石术的成功标志着这一技术的成熟。

二、冲击波在心血管领域的突破

如今，冲击波技术已应用于心血管治疗。心血管疾病，尤其是由于冠状动脉狭窄或阻塞引起的心肌缺血或梗死，是全球范围内的主要死亡原因之一。对于药物治疗无效和不适合进行传统血管成形术或冠状动脉旁路移植手术的患者，需要寻找新的治疗方法。血管内冲击波是"超声冲击波碎石术"的一种新型应用模式，它将一个末端能产生冲击波的特制导管放置在病变冠状动脉血管内，当导管定位到钙化斑块的位置时，冲击波能够有效地破碎重度钙化斑块，使其变得更易于扩张，为后续的支架植入提供了更好的条件。此外，冲击波还可以刺激心脏组织释放多种生长因子，促进新血管的形成，或通过直接作用于心肌细胞，改善细胞的代谢和功能，进一步增强心脏的血液供应和泵血功能。

三、超声波辅助药物递送

超声波的机械效应和空化作用为药物递送开辟了新途径。将药物包裹在改良微泡中，利用超声波击碎微泡，可精准释放药物，并通过增强组织渗透性提高治疗效果。这一技术在慢性伤口、皮肤和眼部疾病，以及肿瘤治疗中呈现出巨大的应用潜力。例如，通过空化作用增强化疗药物或基因疗法的递送效率，使药物更直接作用于病变部位，减少对正常组织的影响。

四、展望未来

超声波技术从早期的疼痛管理到如今的精准治疗,已然成为医学领域的重要工具。从冲击波碎石到心血管再通及协助药物递送治疗肿瘤,超声波的潜力仍在不断地被挖掘。

(撰写:舒先红　陈海燕;绘图:陈海燕)

九十三问 超声如何上天入地,助力宇航员及居家健康监测

超声技术以无辐射的优势脱颖而出,在医疗诊断中扮演了重要角色。与 X 线、CT 等成像技术相比,它尤其适用于需要频繁监测的场景,如孕期胎儿观察。早在 1958 年,苏格兰医生伊恩·唐纳德率先将超声用于产科,开发了观察胎儿的医用超声诊断技术。这一开创性工作为产科超声诊断奠定了基础,并推动超声迅速拓展到心脏病学、泌尿外科等领域,使其成为广泛应用的诊断工具。

一、超声技术的实时动态优势

超声成像的实时性和动态性,使其在评估器官功能(如心脏泵血)、监测血流及指导微创手术中不可或缺。然而,这种动态成像对操作要求较高,医生需熟练掌握探头的移动与摆放,实时调整图像并作出诊断。尤其是在胎儿监护等需要持续观察的场景中,对专业人员的依赖尤为显著。

二、远程超声:打破空间限制

21 世纪初,国际空间站的健康监测需求催生了远程超声技术。宇航员通过地面医生远程指导进行自我检查,医生分析回传的图像数据。这一早期雏形随后应用于地面医疗,通过网络实现远程指导和图像实时传输,极大地改善了偏远地区和复杂环境的医疗资源分布不均的状况。如今,远程超

声已成为灾害救援和偏远地区医疗的重要手段。

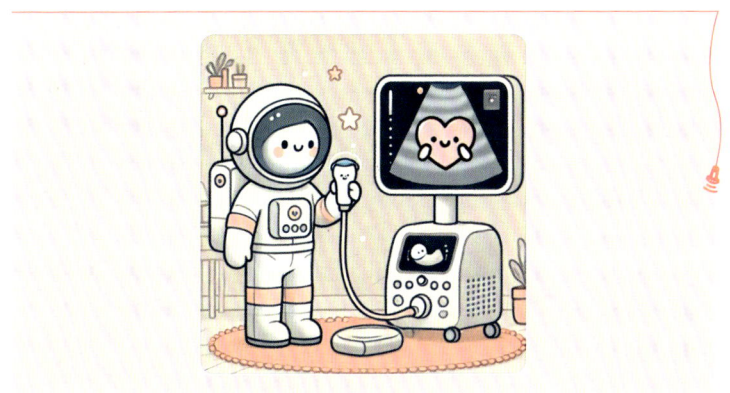

三、AI 赋能超声技术

人工智能（AI）和机器学习技术的兴起，为超声技术的发展注入了新的活力。AI 可以辅助操作者调整探头位置并优化扫描参数，降低操作门槛；同时，图像处理算法可以自动优化图像质量，使远程诊断更高效。AI 还可快速分析图像，识别异常并提供初步诊断建议，从而缩短诊断时间，提高诊断准确性。这一技术不仅加速了诊疗过程，还减轻了医生的工作负担。

四、柔性超声：贴身守护健康

近年来，柔性超声贴片的问世为健康监测提供了全新解决方案。这种设备由柔性材料制成，贴合人体曲线，可长时间监测特定区域的健康状况，且不会影响人体活动。例如，怀孕期间监控胎儿健康，或心脏病患者的动态心功能监测。

柔性超声贴片通过 AI 系统高效分析海量数据,精准识别异常,为个性化健康管理提供科学依据。

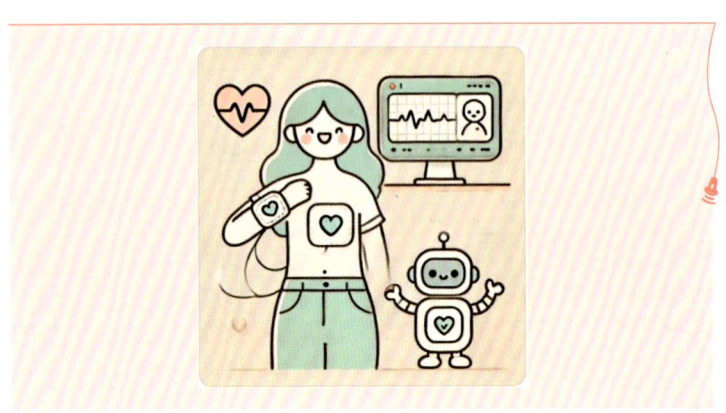

五、未来展望

远程超声和柔性超声,一个远至天边,一个贴近肌肤,为医疗服务提供全方位支持。它们不仅打破了时间与空间的限制,还推动了医疗个性化发展。随着 AI 和新材料技术的不断进步,超声技术将继续助力健康管理,为更多人带来便捷与福祉。

(撰写:舒先红　陈海燕;绘图:陈海燕)

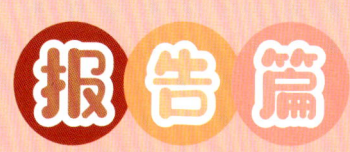

九十四问 一分钟教您读懂超声心动图报告

> 临近年末，小王连续熬了几天夜，感到胸口发闷。他到医院就诊，做了超声心动图检查。检查结束后，小王看到报告纸上满满的陌生专业名词，感到一头雾水。那么如何读懂一份超声心动图报告呢？

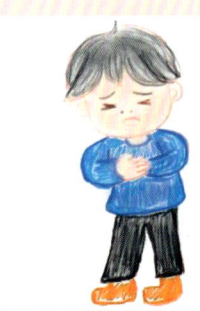

一、超声报告分为几个部分？

包括三个部分：患者信息、检查结果的描述、总结。患者信息可以方便核查患者姓名、性别、年龄等，避免"张冠李戴"。检查结果的描述和总结是报告检查结果的呈现。

二、心脏是由什么构成的？

心脏好比一套拥有四个房间的房子，心房、心室就是房间，心脏瓣膜是四个房门，主动脉、肺动脉、腔静脉和肺静脉这些大血管是水管，房间隔、室间隔分别是两个心房和两个心室之间的墙壁，心包是房子的外墙。

三、心房、心室检查哪些？

医生会检查这几个"房间"的大小和功能是否正常。左心室和右心室主动"挤"出血液的"收缩功能"，用左心室射血分数和右心室收缩功能指标 TAPSE 和 s' 来评价。

四、瓣膜检查哪些？

瓣膜是单向阀门，血液通过时，只能往前走，不能返回。一旦出现血液通过瓣膜后返回的情况，就是发生了"反流"。医生会检查四个瓣膜是否是正常的形态，血液通过瓣膜的速度是否增快，有没有出现"反流"。

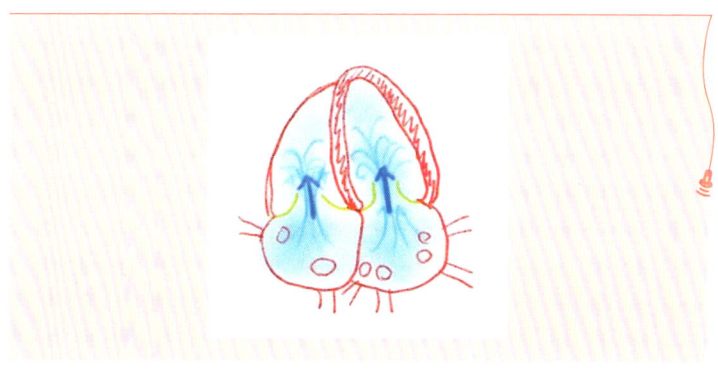

五、大血管检查哪些？

医生会检查这些大血管是否在正常的位置、管径有无变细或变粗。长期高血压的患者可能出现主动脉的增宽。

六、房间隔、室间隔和心包都检查哪些？

医生会检查房间隔、室间隔是否在正常位置，这两堵"墙"上是否有缺口（即"房间隔缺损"或"室间隔缺损"）。医生会检查缺口的位置、大小、通过缺口的血流速度。心包有两层，它们之间的心包腔出现明显液体聚积时被称为心包积液。

七、超声检查报告告诉了我们什么？

超声检查的报告中会描述心房心室大小、心室壁厚度和运动、大血管位置和管径是否正常，瓣膜有无结构和功能的变化，房间隔、室间隔是否有缺损，心包腔是否有积液，心脏有无血栓、肿瘤等异常发现，心脏瓣口血流是否加速，是否有瓣膜反流，记录肺动脉压力。总结部分是用诊断术语总结发现的异常情况。

超声心动图是反映心脏情况的系列检查的组成部分之一。冠状动脉 CT 和造影负责描绘"房子"的水管布局和通畅度，心电图负责描绘"房子"的电路结构。超声心动图报告记录了心脏结构和功能的方方面面，掌握以上知识，故事里的小王也能明白手中报告的内容了。

（撰写：万琳媛　王浩；绘图：万琳媛）

九十五问 手把手教您读胎儿超声心动图报告

当孕妈妈做完胎儿超声心动图检查后,会得到一份写得密密麻麻的报告单。多数孕妈妈看到这份报告单后,会感觉一头雾水。她们不知道从哪儿开始看,也不知道哪些是重要信息。其实,孕妈妈主要是想从报告单中知道,我的宝宝心脏有问题吗?是什么样的问题呢?这个问题严重吗?基于孕妈妈的诸多困惑,一起来认识一下胎儿超声心动图报告吧!

一份胎儿超声心动图报告单通常包括以下五个部分。

第一部分为基本信息。在这里,您可以看到检查医院的名称,孕妈妈的姓名、性别、年龄等。您需要去核对这些信息有无错误。

第二部分为胎儿心脏的测量参数。这些对于医生来说是非常重要的数据,孕妈妈却很难理解其意义。不用紧张,如果这些数据中有异常指标,医生会在超声所见中进行详细描述的。

第三部分是超声所见。在这里,医生会使用医学专业词汇来描述检查过程中观察到的情况。比如心脏的测量参数有没有异常,房室连接、大动脉走行是否正常等。

第四部分为诊断提示或超声提示。这部分是孕妈妈最容易看懂的。医生会提示胎儿有没有问题,有什么样的问题。如果您看到的报告结论是"目前胎儿超声心动图未见明显重大畸形",恭喜您,胎儿的心脏目前没有发现明显问题。如果您胎儿的报告结论是"建议复查",可能目前胎儿的心脏有轻微异常,这需要定期复查。如果结论中建议进行遗传学检测,这就提示胎儿可能需要排除遗传问题。

报告单的最后一部分常常为局限性说明。在这里,医生会向您介绍本次检查的局限性。孕妈妈知道,在胎儿期检查胎儿的心脏是隔着妈妈的腹壁、子宫壁和胎儿的胸壁、肋骨,同时胎儿的胎位多变,这些都极大地增加了检查难度。另外,胎儿血液循环与出生后不同,一些心脏畸形很难在胎儿期诊断,如房间隔缺损、部分室间隔缺损、部分型肺静脉异位引流等。因此您需要理解,即使做了胎儿超声心动图检查,也不能诊断所有的胎儿心脏疾病。

怎么样,经过上面的介绍,您是否已经可以看懂胎儿的超声心动图报告了。

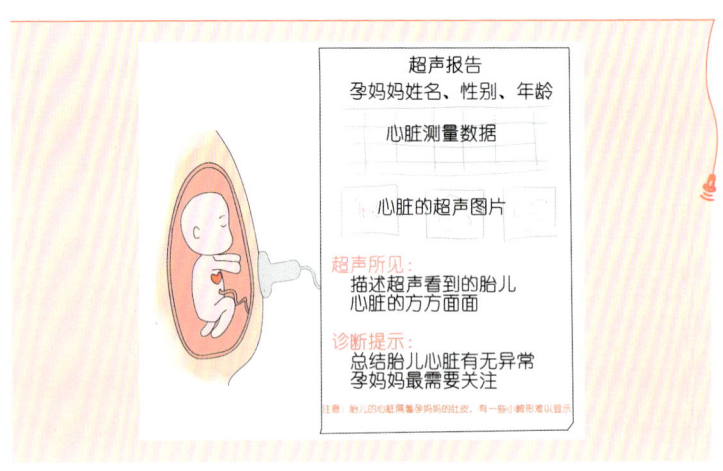

(撰写:于绍梅 谷颖;绘图:于绍梅 程山)

九十六问 心脏健康的信号灯：左室射血分数——EF 值

心脏作为人体的"核心引擎"，肩负着输送血液、维系生命活动的使命。而在衡量心脏功能的众多指标中，EF 值极为关键。EF 值全称是左室射血分数，指心脏每次搏动时，左心室射出的血液量占左心室舒张末期容积的百分比。简单来说，EF 值就是心脏每次"挤"出去的血占它"装满"时血量的比例，直接反映了心脏左心室的收缩能力。

一、EF 值怎样算正常？

通常情况下，EF 值范围在 50% ~ 75%。当 EF 值大于 50% 时，表示心脏左心室功能良好，能够有效地进行血液循环。然而，这个范围并不是绝对的，因为不同人的生理状况、年龄、性别等因素都可能影响 EF 值的大小。例如，随着年龄的增长，EF 值可能会逐渐下降。女性由于体型较小，心脏相对较小，因此 EF 值可能会略高于男性。

二、EF 值达到多少时，需要注意？

当 EF 值低于 50% 时，可能提示心脏收缩功能出现问题，需要我们进一步检查。EF 值越低，心脏的收缩功能越差，射血能力也就越弱。这种情况下，可能会出现胸口发闷、喘气费劲、浑身无力等症状。根据 EF 值的具体数值，可以将心功能不全分为轻度、中度和重度三个等级。当 EF 值在

40%～50%时，为心功能轻度降低；30%～40%为心功能中度降低；小于30%则为重度降低。若EF值低于35%，则极有可能已经出现心力衰竭的症状，如喘气费力、浑身无力、手脚肿胀等。

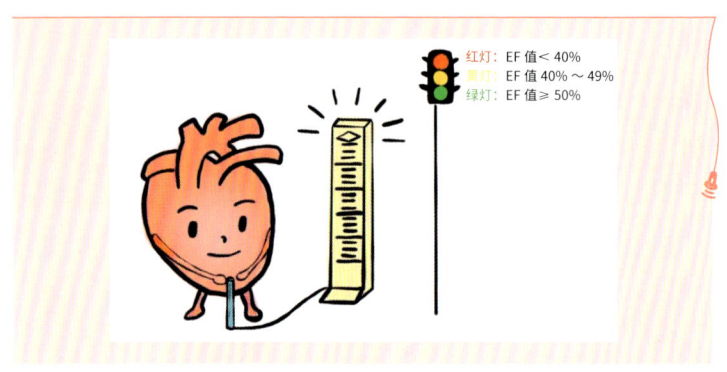

然而，EF值并不是越高越好。EF值过高可能是心脏为了弥补某些身体问题而额外增强工作强度的一种表现。好比一个人长期患有高血压，心脏就像一个一直处于高负荷运转的"泵"，时间长了，心脏的肌肉就会变厚，心脏里面的一些肌肉组织也会变得变硬，不像正常时候那么有弹性和活力。虽然这时EF值看起来比较高，但实际上心脏的健康状况已经在走下坡路了，甚至可能快要出现心力衰竭的情况。

三、如何获得EF值？

EF值的测量主要借助心脏彩超（即超声心动图）进行。这是一种无创的检查方法，能够直观地观察心脏的结构和功能。除了EF值外，医生还会结合其他检查结果，如心电图、动态心电图、血压等,综合评估心脏的健康状况。

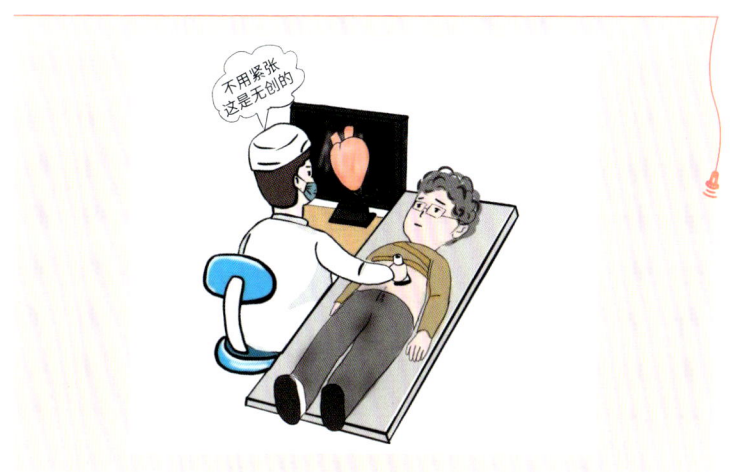

四、保护心脏为什么很重要?

在日常生活中,健康的生活方式对保持心脏功能至关重要。合理饮食、适量运动、戒烟戒酒、保持良好心态等,都有助于降低心脏患病的风险。同时,定期体检也是及时发现心脏问题的有效手段。通过测量 EF 值等指标,可以及时了解心脏的健康状况,做到早发现、早诊断、早治疗。

总之,EF 值作为评价心脏功能的重要指标,对于维护心脏健康具有重要意义。我们应该关注自己的 EF 值,通过健康的生活方式和定期体检来守护心脏的健康。

(撰写:张丽　权园婷;绘图:权园婷)

九十七问 超声报告大揭秘——这些诊断有意义吗?

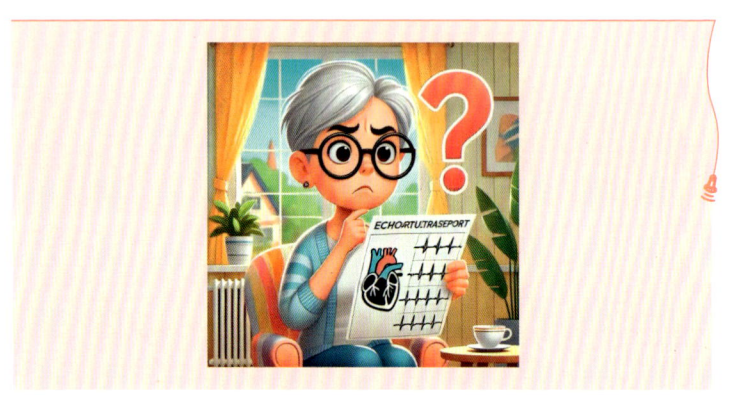

随着社会和医学的发展,超声检查已变得非常普及,特别是在单位体检和心脏不适的检查中。医院检查单上的"心脏彩色多普勒超声"就是我们常说的"心脏彩超"。相比传统的黑白超声,彩超技术更加先进,应用更加广泛。

当完成心脏彩超检查后,我们会收到一份报告,其中包含对心脏结构和功能的分析。要读懂这份报告,需了解以下五个部分。

(1)患者信息:包含姓名、年龄、性别等基本信息。

(2)超声图像:展示心脏超声影像,供专业医生诊断时使用。

(3)表格数据:记录心脏结构尺寸、功能参数等重要信息。

（4）超声描述：详细描述心脏结构和形态，术语较为专业。

（5）超声提示：是超声医生通过观察和测量得出的结论。

以下是报告中常见的诊断及其意义。

（1）主动脉硬化：主动脉硬化是中老年人常见的非炎性病变，表现为血管壁增厚、失去弹性，通常与高血压、高血脂等因素相关。随着年龄增长，动脉硬化不可避免，但通过控制血压和血糖可延缓其进展。

（2）二尖瓣、三尖瓣轻度反流与主动脉瓣反流：心脏由四个腔室组成，通过瓣膜控制血液流动。瓣膜的轻度反流类似"透风的门"，通常无临床意义。如果瓣膜形态、心腔大小和功能正常，轻度反流无须过度担忧，只需每年复查一次。

（3）左室舒张功能减低：心脏的工作可比作"泵"，收缩时将血液送出，舒张时储备血液。随着年龄增长，"泵"的弹性可能下降，导致舒张功能降低。这种异常需结合其他参数及是否存在心力衰竭症状来判断，必要时才能确诊为射血分数保留的心力衰竭。

（4）极少量心包积液：心包腔正常存在少量润滑液，超声中常见微量积液。如果患者无炎症、结核、肿瘤等疾病，这种积液通常无血流动力学或临床意义。定期复查即可，复查间隔时间可适当延长。

（5）假腱索：假腱索是左心室内的条索状结构，可能含有或不含传导组织。尽管假腱索曾被认为可能引发心律异常,但绝大多数情况下并无症状或临床意义,通常不需要特殊处理。

上述五种情况是心脏彩超报告中最常见的内容,绝大多数情况下并无重大临床意义。报告中的结论仅供参考,不是最终诊断,需结合患者症状、体征及其他检查结果综合评估。拿到报告后,建议咨询专业医生进行详细解读。

健康小贴士

保持健康生活方式、定期体检、遵循医嘱是维护心脏健康的关键。了解检查结果的意义,有助于减轻焦虑,更好地管理健康状况。

(撰写:赵凤笑;绘图:赵凤笑)

九十八问 体检查出"瓣膜轻度反流"不用担心!

"医生,我体检报告上写的这个三尖瓣轻度反流是怎么回事呀?"

"医生,我体检查出来二尖瓣轻度反流、主动脉瓣轻度反流,这都是什么病呀,好治吗?"

心内科门诊经常有因为各种瓣膜轻度反流来就诊的人,他们担心、着急,迫切地想知道这些瓣膜反流是什么意思,是否严重,如何治疗。这些问题是否也出现在大家的体检报告里呢?

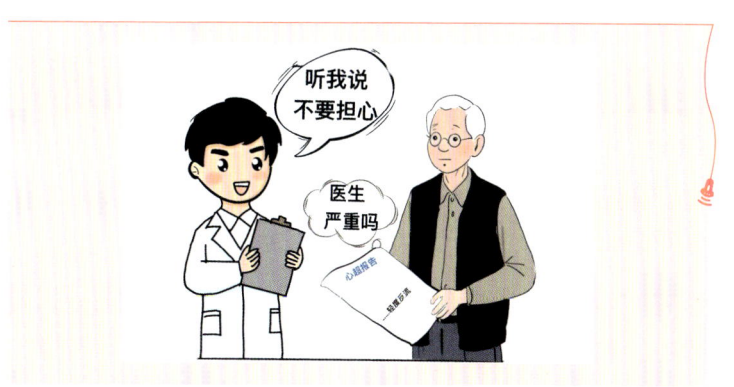

一、什么是瓣膜反流?

我们经常把心脏比喻成一个房子,这个房子有四个房间,通过四扇门也就是四个瓣膜连通在一起。全身的血液回到心脏的右心房，通过三尖瓣流向右心室，然后经过肺动脉瓣进入肺循环，获取氧气，再回到左心房，通过二尖瓣流入左心室，再由左心室将富含氧气的血液通过主动脉瓣泵入主动脉，进而供应到全身，这就是正常的血液循环。

其中瓣膜就像一道道阀门，只能朝着一个方向打开，关闭严密才能确保血液能够在心脏内单向前流，而不会倒流回来做无用功。但如果瓣膜没有完全合拢，留有缝隙，血液就会从缝隙倒流，就形成瓣膜反流。

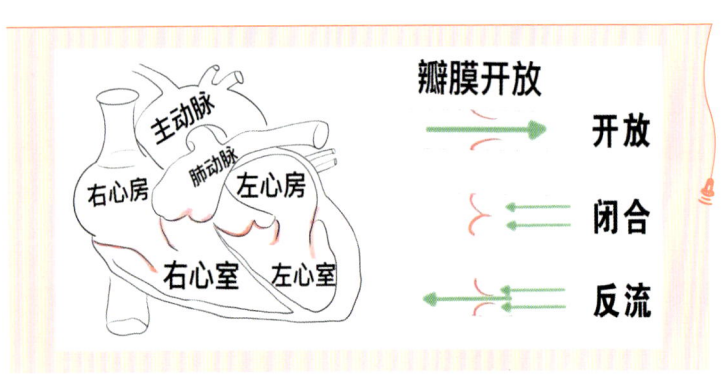

二、瓣膜反流严重吗？

在心脏超声检查中，通过多角度综合观察、多参数综合评估，将瓣膜反流分为轻度、中度、重度。据文献报道，我国超过50%的成年人心脏超声检查存在瓣膜反流，毕竟，心脏瓣膜不能100%地做到严丝合缝。

对于轻度反流我们不必担心，反流量非常小，几乎不会对心脏产生影响，不会造成心脏结构和功能的改变。当出现中度或重度反流时，增加的反流量会导致心脏做更多的无用功，从而增加心脏的容量负担，长期将导致心脏变大，心脏功能受损，进而出现相应的临床症状，影响患者的健康。

三、瓣膜反流会逐渐加重吗？

轻度反流通常情况下与瓣膜生理形态有关，正常瓣膜关闭时，可能存在细小缝隙。这种正常生理状态下的反流通常不会随年龄增加而加重。对于体检查出的轻度反流不伴随瓣膜形态结构病变的，不需要担心，日常生活和运动都不受限制，常规体检时进行心脏超声检查观察即可。

如果体检检查出轻度反流同时提示瓣膜形态结构病变，如常见的主动脉瓣二叶式畸形、风湿性心脏瓣膜病、Barlow综合征等，轻度反流可能进展为中度甚至重度，部分患者还会合并出现瓣膜狭窄。对于合并瓣膜病变的轻度反流患者建议到心内科或心外科门诊咨询，并定期复查心脏超声，以便及时发现瓣膜疾病的进展，适时地采取治疗措施。

健康小贴士

不合并瓣膜病变的轻度反流对健康不造成危害，不用担心，保持良好的生活习惯，并且定期体检就可以。发现合并瓣膜病变的轻度反流时，应咨询心内科或心外科门诊医生，并定期复查心脏超声。

（撰写：徐瑶　蒲朝霞；绘图：徐瑶）

九十九问 "左心室舒张功能减退"——我是不是生病了?

刚入不惑之年的王先生,时常感觉自己精力不如年轻时旺盛,本以为是年龄增长无法逆转,但加班工作时又偶感胸部刺痛,看着手机软件中出现的冠心病等疾病的年轻化趋势,心里也泛起担忧,只得抽时间来医院看下"心脏"是不是出了什么问题。进行心脏彩超(彩色多普勒超声)检查后,报告提示左室舒张功能减退,但是医生却说没有什么大问题,那到底有没有问题呢?

一、解决这个问题首先要了解心脏是什么。舒张功能是什么?

心脏是人体最重要的器官之一,主要起到"泵"的作用,收缩时,就把血"泵"出心脏,送至全身各处,舒张时,再将血液"吸"回来,一直循环往复。那这个过程中类似"吸"的功能就是心脏的舒张功能了,在血液循环的过程中,左心室的收缩和舒张同样重要,心脏的僵硬度增加会导致舒张功能的减退。

二、为什么说"没什么大问题"呢?

心脏舒张功能受多个因素的影响。大多数中老年人的心脏舒张功能减退属于生理性的,随着年龄的增加,心肌的舒张能力也慢慢地减弱,所以表现出左心室舒张功能减退,这也是人体在不同的年龄所表现出来的正常状态,通常不会引起明显不适,不需要特殊治疗,也没有什么药物能纠正心肌的弹性。就像脸上长了皱纹,没有什么药物或者护肤品能让皱纹消失一样。而且左心室舒张功能减退短时间内不会引起严重症状,也不会危及生命。所以说不用过于担心。

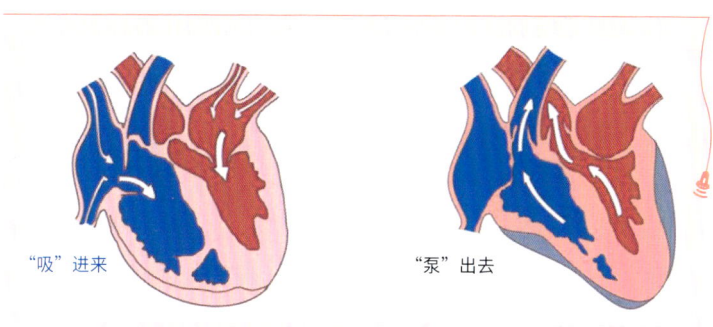

"吸"进来　　　　　　　"泵"出去

三、在什么情况下,左室舒张功能减退会成为问题?

有研究显示,在全体舒张性心功能不全患者群体里,约6%的中度舒张性心功能不全患者会出现胸闷、憋气等典型临床心力衰竭症状,这种情况在合并高血压、糖尿病、肥胖症、肥厚型心肌病、风湿性心脏瓣膜病等基础性疾病时尤为显著。就拿高血压来说,高血压作为常见的基础性疾病,长期作用下,会使左心室承受的压力负荷持续攀升,促使心肌细胞逐渐肥厚并发生重构。在疾病早期,主要对心脏舒张功能产生影响,致使心肌舒张耗时延长,僵硬度增大。由于老年群体血管弹性本就有所衰退,所以在高血压影响下,心脏舒张功能的异常表现会更为突出,即便此时收缩功能尚未受到严重波及,也依然容易引发胸闷、憋气等不适症状。

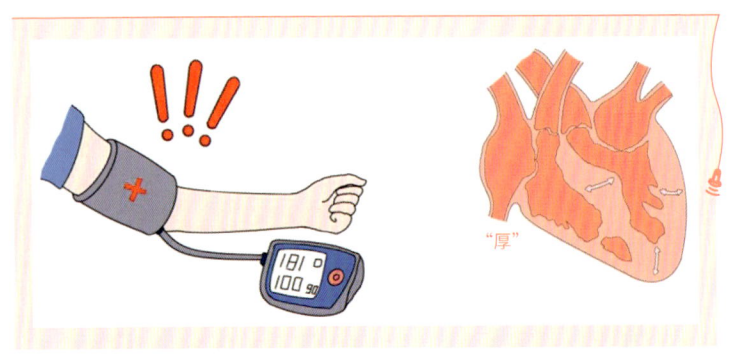

四、我们应该怎么做?

如果没有基础疾病,就合理饮食、适当运动、戒烟戒酒,平时定期体检、定期复查心脏彩超,评估心脏情况。如果有上述基础疾病的情况,就需要积极处理原发病,将血压、血糖控制在合适的水平,控制体重,进行冠脉介入治疗冠心病等。

(撰写:马小静 夏娟 余正春;绘图:谢妹瑞)

一百问 超声查出少量心包积液,该怎么办?

一、什么是心包积液?

人体的心脏外有两层薄膜,两层之间形成心包腔,正常心包腔里存在少量的液体,相当于润滑剂,当心包本身或其他病因累及心包时,可造成心包腔内的液体生成和吸收失衡,使心包腔内液体积聚,便形成了心包积液。总液体量大于 50 mL 时则称为心包积液,通常认为总液体量达 50～100 mL 为少量;100～500 mL 为中量;500 mL 以上为大量。生理性心包积液仅见于收缩期,左室后壁心包分离小于 0.2 cm。

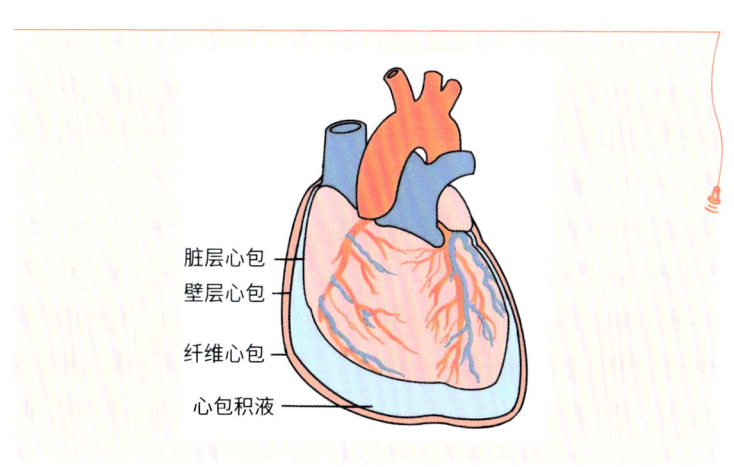

二、心包积液有哪些临床症状？

临床症状与心包积液的液体量和发生速度有关，少量心包积液通常无明显症状，但当心包积液快速增加时，症状明显。当心包积液达到一定程度并压迫到心脏时，常表现为气短、胸闷。而当心包积液短期内快速出现时，心包腔内的压力升高，达到一定限度后可压迫心脏，引起急性心包压塞，危及生命。

三、少量心包积液需要治疗吗？

心包积液不会无缘无故地出现，各种病因的心包炎均可能伴有心包积液。因此，出现少量心包积液后不要慌张，具体的严重程度主要取决于液体量的多少及出现心包积液的原因。

少量心包积液通常不会引起严重问题，但查找引起心包积液的原因很重要，如果心包积液是由于非感染性因素，如自身免疫性疾病或代谢病引起的，通常不需要特殊处理，而是应治疗原发疾病。定期进行心脏超声检查以监测心包积液的变化是必要的，特别是在有胸痛或其他相关症状出现时，建议在出现任何不适症状时及时咨询心脏病专家进行评估和治疗。

四、少量心包积液严重吗？

造成心包积液的原因尤为重要，如果没有特别的原因，只是特发性的少量心包积液，就不要紧，对日常生活没有影响，但需要定期观察，保持定期监测和适当的医疗咨询。

五、少量心包积液能够自愈吗？

如果发生心包积液，可以迅速控制其原发病，然后可以使得心包积液消失或治愈，即心包积液自然会被吸收，但如果不能治愈心包积液原发病的话，心包积液会难以吸收。

六、心包积液的注意事项有哪些？

心包积液除了积极治疗外，生活中还需要做好各种护理措施，注意观察面色、呼吸、心率、血压和血氧饱和度等生命体征的变化。鼓励食用高蛋白、高热量和易消化的清淡食物，以低盐饮食为主，有水肿现象的患者需要严格限盐。熬夜可能会加重病情，因此需要尽量减少熬夜的时间，熬夜还会影响身体的免疫系统，降低身体的抵抗力，容易引发感染和其他并发症；适当运动，增强自身抵抗力；心包积液患者需要引起高度重视，但是也不用太过担心，尽早到正规医院接受专业的治疗是能达到治疗效果的。

（撰写：王志斌；绘图：周红）